フレイル対策シリーズ ②

聴平衡覚と健康長寿・フレイル対策

監修 葛谷 雅文
　　 楽木 宏実
編集 北原 糺

先端医学社

シリーズ発刊に寄せて

　健康で長寿を達成するために，若い時からの健康管理，定期的な医療機関の受診，健康志向の高い食品の摂取や運動など，さまざまなことが考えられ，それぞれに重要である．高齢に至ってからはとくにフレイル対策が重要であり，国を挙げて推進すべき課題でもある．本シリーズは，健康長寿を達成するために，またフレイル対策を推進するために，個人の努力に加え，医療関係者や介護関係者が多職種協働して対策することを願って企画したものである．POINTと図表だけで概要が理解できるような工夫や平易な表現を心がけた．本シリーズの基本編で全体像を把握いただき，今後順次発行予定のシリーズ各論で理解をより深めていただきたい．健康長寿に興味のある一般の方や学生を含めて幅広い方々に読んでいただき，ご自身のために，患者さんのために，国民のために，日本の将来構築のために活かしてもらえれば幸いである．

監修　葛谷　雅文　楽木　宏実

序文

　多くの医療関係者は患者さんの病気を治すことに心血を注ぎ，そのことを解決するための研究を行っています．このことは昔も今も将来も，変わらず重要なことです．しかし超高齢社会の到来で，ご高齢の患者さんが年齢とともに身体に起こってくる，言わばどうすることもできない変化を主訴に，診療所を受診する割合が増えます．基本的に傷ついた内耳組織は再生しないので，この巻で取り上げられている聴覚，平衡覚分野は，まさにその問題に直面することになります．iPS細胞を駆使して老朽化した臓器を新しいものに取り替えるアンチ・エイジングの考え方が未来医療の趨勢とされる中，これまで頑張ってくれた臓器をいたわりつつ，周辺臓器と協調させていくスマート・エイジング，ウィズ・エイジングの考え方も明日の医療にとって注目されています．お金をかけて強い選手を次々に連れてきて優勝を目指すチーム作りもよいかも知れませんが，今まで頑張ってきた選手をお払い箱にするのではなく，さらに鍛えて頑張ってもらいつつ，手持ちの選手どうしの連携を深めて強いチームにする，そんな皆から愛されるチーム作りがこれからの医療にとって重要な位置を占めることになるでしょう．

2019年1月
編集　北原　糺

CONTENTS

PART 1　聴平衡覚機能と加齢変化

1. 聴平衡覚機能の仕組みと加齢変化 ……………………（岡安　唯，北原　糺）　2
2. 高齢期に注意したい聴平衡覚機能障害 ……………（今井貴夫，太田有美）　12
3. 聴平衡機能障害とフレイル …………………………（西村忠己，山中敏彰）　16

PART 2　高齢者のスクリーニング

1. 聴平衡覚機能障害の症状・主訴 ……………………………（矢部多加夫）　24
2. こんな訴えには要注意！ ……………………………………（堀井　新）　28
3. 知っておきたい聴平衡覚機能検査 …………………………（乾　崇樹）　34
   - Column　聴覚障害者マーク　①耳マーク　②ちょうちょマーク
   　…………………………………………………………………（神田幸彦）　41

PART 3　各疾患に対する治療とフレイル

1. 難聴の治療とフレイル ………………………………………（杉浦彩子）　44
2. 耳鳴の治療とフレイル ………………………………………（新田清一）　50
3. めまいの治療とフレイル ……………………………………（北原　糺）　54
   - Column　気象の変化と内耳機能 …………………………（藤田信哉）　61
4. その他の症状・合併例と対応 ………………………（森田真美，田浦晶子）　62
   - Column　2025年問題と聴平衡覚障害 ……………………（武田憲昭）　68

PART 4　生活支援に根ざした介入

1. 高齢者とのコミュニケーション ……………………………（五島史行）　70
2. 生活を見直そう ………………………………………………（中山明峰）　74

3. 感音難聴の予防対策 ……………………………………（石川浩太郎） 80
   Column 手話は聴覚野で"聞いて"いた!? …………………（西村　洋） 83
4. 平衡障害の予防対策 ………………………………………（新井基洋） 84
5. 転倒予防とめまい平衡リハ ………………………………（塩崎智之） 90
6. 服薬・点耳指導 …………………………………（太田有美，今井貴夫） 95
7. 補聴器の選び方・使い方 …………………………………（西村忠己） 103
   Column 難聴者協会からのメッセージ ……………………（出口明子） 108

PART 5　地域で支える取り組み・連携

1. 聴平衡覚機能と地域包括ケア ―医療スタッフの役割と連携―
   …………………………………………………………（山本典生） 110
2. 地域資源の活用 ……………………………………………（平海晴一） 115
3. 在宅医療と聴平衡覚障害 …………………………………（田村　学） 120

付録　知っておきたいフレイル・ロコモ・サルコペニアの概念 ……… 128

索引 ……… 132

● 協力いただいたコメント者（多職種の視点）

石川　冴里　新潟大学医歯学総合病院総合リハビリテーションセンター　言語聴覚士
伊藤恵里奈　国立長寿医療研究センター　言語聴覚士
鈴木　大介　済生会宇都宮病院耳鼻咽喉科　言語聴覚士
宇治本　彩　独立行政法人国立病院機構京都医療センター　看護師
中村　寛子　独立行政法人国立病院機構京都医療センター　看護師
安東カヨコバールドワジ　名古屋市立大学睡眠医療センター・睡眠専門検査技師
山口　敦子　奈良県立医科大学附属病院　看護師
岩村　早苗　大阪大学医学部附属病院耳鼻咽喉科・頭頸部外科病棟　看護師
齋藤　修　奈良県立医科大学附属病院医療技術センター　言語聴覚士
吉村　美佳　公立みつぎ総合病院リハビリテーションセンター　技師長・言語聴覚士
松岡ルミ子　岩手医科大学耳鼻咽喉・頭頸部外科　言語聴覚士
丸山　純子　医療法人縁会おおさか往診クリニック　医師

執筆者一覧

▍監修
葛谷　雅文	名古屋大学大学院医学系研究科地域在宅医療学・老年科学　教授
楽木　宏実	大阪大学大学院医学系研究科老年・総合内科学　教授

▍編集
北原　糺	奈良県立医科大学耳鼻咽喉・頭頸部外科学　教授

▍執筆者 (掲載順)

岡安　唯	奈良県立医科大学耳鼻咽喉・頭頸部外科学　助教, ハーバード大学耳鼻咽喉科　研究員
北原　糺	奈良県立医科大学耳鼻咽喉・頭頸部外科学　教授
今井　貴夫	大阪大学大学院医学系研究科耳鼻咽喉科・頭頸部外科学　講師
太田　有美	大阪大学大学院医学系研究科耳鼻咽喉科・頭頸部外科学　助教
西村　忠己	奈良県立医科大学耳鼻咽喉・頭頸部外科学　講師
山中　敏彰	奈良県立医科大学耳鼻咽喉・頭頸部外科学　病院教授
矢部多加夫	医療法人社団南青会　理事長, 前東京都立広尾病院耳鼻咽喉科　部長
堀井　新	新潟大学大学院医歯学総合研究科耳鼻咽喉科・頭頸部外科学分野　教授
乾　崇樹	大阪医科大学耳鼻咽喉科・頭頸部外科　講師
神田　幸彦	医療法人萌悠会耳鼻咽喉科神田E・N・T医院 長崎ベルヒアリングセンター　理事長・院長, 長崎大学医学部耳鼻咽喉科　臨床教授
杉浦　彩子	豊田浄水こころのクリニック　副院長, 国立長寿医療研究センター耳鼻咽喉科　非常勤医師
新田　清一	済生会宇都宮病院耳鼻咽喉科　主任診療科長
藤田　信哉	日本生命病院耳鼻咽喉・頭頸部外科　主任部長
森田　真美	独立行政法人国立病院機構京都医療センター耳鼻咽喉科・頭頸部外科　医員
田浦　晶子	藍野大学医療保健学部臨床工学科　教授
武田　憲昭	徳島大学大学院医歯薬学研究部耳鼻咽喉科学　教授
五島　史行	東海大学医学部専門診療学系耳鼻咽喉科　准教授
中山　明峰	名古屋市立大学睡眠医療センター長
石川浩太郎	国立障害者リハビリテーションセンター病院耳鼻咽喉科　医長
西村　洋	国立病院機構大阪医療センター耳鼻咽喉科・頭頸部外科　科長
新井　基洋	横浜市立みなと赤十字病院めまい平衡神経科　部長
塩崎　智之	奈良県立医科大学耳鼻咽喉・頭頸部外科学　助教
出口　明子	奈良県中途失聴・難聴者協会　会長
山本　典生	京都大学大学院医学研究科耳鼻咽喉科・頭頸部外科　講師
平海　晴一	岩手医科大学耳鼻咽喉科・頭頸部外科　准教授
田村　学	医療法人学縁会おおさか往診クリニック　理事長

PART 1
聴平衡覚機能と加齢変化

PART 1　聴平衡覚機能の仕組みと加齢変化

　団塊の世代が75歳以上の後期高齢者となる2025年に向けて，今後，難聴やめまいの専門外来を訪れる高齢者もしだいに増加していくものと考えられる．高齢者の難聴やめまいを診るにあたり，聴覚と平衡覚（聴平衡覚）機能の仕組みについて理解し，さらにその仕組みが加齢によりどのような影響を受けるのか知っておく必要がある．ここではその要点を簡潔にまとめ整理する．

聴覚機能の仕組み

1.「音が聞こえる」とは？

　耳は音の受容器であり，また，後述のように身体のバランスを保つ平衡覚をも司る．耳は解剖学的に外耳，中耳，内耳に分類される．外耳〜中耳は，音の振動を内耳に伝える役割を果たすことから「伝音系」，内耳とそれ以降の脳へと続く中枢聴覚路（後迷路）は，音の振動を電気エネルギーに変換し脳に伝える役割を果たすことから「感音系」と呼ぶ（図❶）．

　われわれが耳にする音の正体とは「空気の振動エネルギー」のことである．それを耳が感知し電気エネルギーに変換し，脳が認識することで音を知覚している．まず，音（空気の振動エネルギー）は，外耳道から入り鼓膜を振動させる．その振動は中耳内の耳小骨で増幅され，さらにその奥にある内耳（蝸牛）へと伝わる．内耳（蝸牛）内はリンパ液で満たされており，中耳からの振動はリンパ液（外リンパ）を揺らすとともに基底板を振動させる．基底板上にはコルチ器と呼ばれる音を感知する部位があり，この振動にコルチ器の内外有毛細胞が反応し，蝸牛神経を興奮させる．その後，神経活動の情報は後迷路を経て，聴覚中枢である大脳皮質聴覚野（一次聴覚野）に至り，はじめて音が聞こえたと認識される．

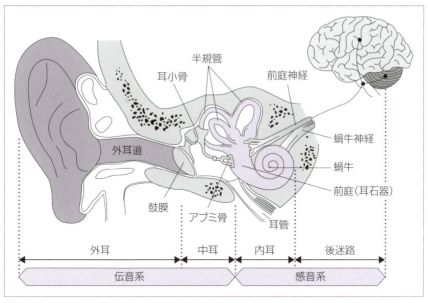

図❶ 耳の構造
音の振動エネルギーは耳介,耳介軟骨,外耳道で増幅された後,鼓膜を振動させる.その振動は耳小骨のてこ比と鼓膜とアブミ骨底板の面積比によって中耳で増幅され,アブミ骨底板から卵円窓(前庭窓),蝸牛内に伝わる.

2. 蝸牛(かぎゅう)を知ろう

　音を知覚するうえで大切な役割を果たす器官が蝸牛(または内耳)である.漢字のごとくカタツムリの殻の形（2回転半）をしており,ヒトの全長は約33 mmである.

　巻貝状の蝸牛の断面を見ると3つの領域に区分されている（**図❷**）.一番上が前庭階,中央が中央階または蝸牛管,下方が鼓室階である.前庭階と鼓室階は蝸牛の頭頂でつながっており,内腔は低K^+のリンパ液（外リンパ）に満たされている.蝸牛管は巻貝の先端で盲端になっており,内腔は高K^+のリンパ液（内リンパ）で満たされている.蝸牛管の外側壁には血管条があり,蝸牛内にエネルギーを供給している.また,蝸牛管と鼓室階との間の膜を基底板とよび,基底板上にコルチ器がある.

　コルチ器には3列の外有毛細胞と1列の内有毛細胞があり,底部には求心性と遠心性の神経終末が付着している（**図❷**）.有毛細胞の先端には「聴毛」

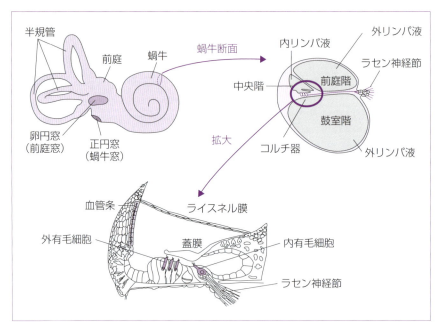

図❷ 蝸牛内の仕組み
外耳道から入った音はアブミ骨底板から卵円窓（前庭窓）に伝わる．蝸牛管内のリンパ液に振動が伝わり，コルチ器へと伝わる．基底板上にあるコルチ器が振動すると内外有毛細胞が活動して蝸牛神経を興奮させる．外有毛細胞の底部は支持細胞のDeiters細胞に支えられている．血管条は蝸牛管の外側壁にある構造で上皮細胞と毛細血管からなる．高K^+な内リンパを作り，内リンパ電位を生成することで電気エネルギーを供給する．

と呼ばれる毛が生えており，外側に屈曲すると脱分極し刺激的に，内側に屈曲すると抑制的に有毛細胞が働く．すなわち，聴毛がセンサーの役割を果たし，興奮によって有毛細胞が伸びたり縮んだりして振動を電気エネルギーに変換している．また，有毛細胞は位置する基底板の場所によって，分析する音の周波数が異なる．蝸牛の入り口周辺（基底部）の有毛細胞は高音（高い周波数），蝸牛の頭頂部分では低音（低い周波数）を分析し，そこで音の高低を識別している[1)2)]．

POINT
- 音の正体は「空気の振動エネルギー」であり，鼓膜の奥の内耳（蝸牛）に伝わる．
- 内耳（蝸牛）にて電気エネルギーに変換，脳（中枢）に伝わり音として認識される．

聴覚機能の加齢性変化

1. 聴覚機能の加齢性変化

　全聴覚路において加齢性変化が起きるが，一般的に年齢を重ねると高い音から聞きとりにくくなる（図❸）[3]．その理由は高い音は蝸牛入り口近く（基底部）の有毛細胞が分析しているが，音は基底部から入ってくるため，基底部の有毛細胞ほどあらゆる音に曝され，ダメージを受けやすくなるためである．蝸牛内の加齢性変化については，Schuknechtら[4]は加齢性難聴を聴力検査（オージオグラム）と側頭骨病理との関連にもとづいて表❶のように分類している．他にミトコンドリアをはじめとする遺伝子レベルの研究もなされている[5]．また，加齢性難聴や騒音性難聴の病態として有毛細胞に結合するシナプスの障害が報告されている[6]．中枢聴覚路の加齢性変化は，蝸牛神経から大脳皮質までの全域において神経細胞が減少する．病理的には神経細胞体の萎縮，消失，色素沈着，形態変化とさまざまである．これらの後迷路の障害は加齢に伴う聴覚機能の低下（時間分解能，騒音下での聞き取り，方向感機能など）や耳鳴に関与していることが考えられている．

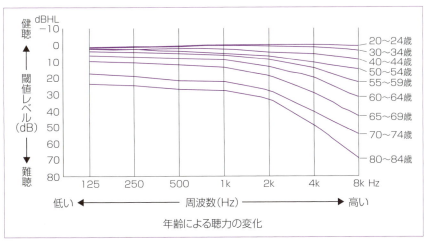

図❸　年齢別平均オージオグラム
加齢とともに高い周波数の音域の聴力が低下し，高い音が聞き取りづらくなる．

（文献3より引用）

表❶ Schuknecht の分類

分類	所見
1) 有毛細胞の障害 （Sensory presbycusis）	高音障害型の聴力低下を示し，主に有毛細胞の障害を認める．
2) 蝸牛神経の障害 （Neural presbycusis）	高音漸減から全周波域にわたっての聴力低下を示し，言葉の聞き取りが低下する．主に蝸牛神経の障害を認める．
3) 血管条の障害 （Strial presbycusis）	水平型の聴力低下を示し，主に血管条の障害を認める．言葉の聞き取りは保持される．
4) 基底板弾性の障害 （Cochlear conductive presbycusis）	高音漸減型で高音域と低音域の聴力の差が50dB以上となる聴力低下を示し，基底板の肥厚が認められる．
5) 重複型 （Mixed presbycusis）	病理所見上，上記の複数の分類に当てはまるもの．
6) その他 （Indeterminate presbycusis）	上記に当てはまらない加齢性難聴．

（文献4より引用）

2. 加齢性難聴の背景因子

　加齢性難聴の国内罹患率は80歳以上で男性86.8％，女性72.6％と報告されている[7]．加齢性難聴は両方の耳の聞こえが加齢に伴い少しずつ進行性に低下するが，難聴の程度は個人差が大きく，遺伝的要因もある．また，内耳障害以外に後迷路障害を合併するため，語音聴力もあわせて低下する．騒音など環境因子や薬剤，喫煙などの生活因子[8]，中耳炎や外傷など難聴疾患も加齢性難聴に悪影響を与える．薬物治療が困難であることから，これらの難聴の要因を避け，難聴の進行を防ぐことが重要と考えられる．

（岡安　唯）

POINT
- 加齢性難聴は内耳（蝸牛）と中枢系の両者に加齢性変化を認め，機能が低下する．
- 難聴の程度は個人差が大きく，遺伝要因，騒音，薬剤，喫煙などの影響を受ける．

平衡覚機能の仕組み

1. 平衡覚とは？

　内耳には蝸牛のほかに「前庭」と呼ばれる平衡覚を司る器官がある（図❶）．この前庭が身体の回転や動き，重力などを感じ取り，身体のバランスを保つ役割を果たす．カタツムリの殻のような形状の蝸牛に対し，前庭はカタツムリの頭に相当する部分のように見えなくもない．また，平衡覚は前庭だけでなく，視覚や体性感覚（深部感覚）などからの情報もかかわっており，平衡覚の認識に関与している（図❹）．

2. 前庭を知ろう

　平衡覚のシステムは聴覚と対比して考えると理解しやすい．平衡覚（聴覚）はまず内耳における前庭（蝸牛）と呼ばれる末梢前庭系（末梢聴覚系）で受け取られる．蝸牛が音刺激を感受するのに対して，前庭は加速度刺激を感受する．さらに前庭は耳石器と半規管からなり，耳石器は「卵形嚢，球形嚢」，半規管は「前半規管，後半規管，外側半規管」から構成され，それぞれ直線加速度と回転加速度を感受する（図❺）．このように片耳で5個，両耳で計10個の末梢感覚器が働くことにより，ヒトは重力下のすべての方向の加速度刺激を知覚している．実際，健常者は日常，耳石器から浮いたり沈んだり引っ張られるような感覚，半規管からぐるぐる回る感覚を感受することになるが，同部位に障害が加わると，患者はそのような症状を訴えることになる．

　また，耳石器には平衡斑，各半規管には膨大部と呼ばれる部位に有毛細胞がある．聴覚同様にこの有毛細胞が刺激情報を受け取り，その後，前庭神経を通じて感知した情報を脳へと伝えている（図❻）．

POINT
- 内耳には蝸牛のほかに「前庭」と呼ばれる平衡覚を司る器官がある．
- 身体のバランス機能維持は，平衡覚以外にも視覚や体性感覚などが関与する．

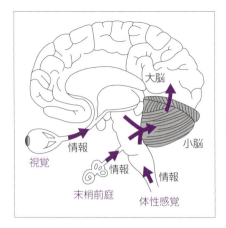

図❹　体平衡保持の基本概念図

体平衡保持は末梢前庭情報,眼からの視覚情報,手足における筋肉および関節からの体性感覚情報が小脳(前庭小脳)で統合され,大脳(皮質)に上がり,平衡覚として認識される.どの部位が障害を受けてもめまい平衡障害が生じるが,基本的には相補的に代償され,体平衡を保持する方向に働く.

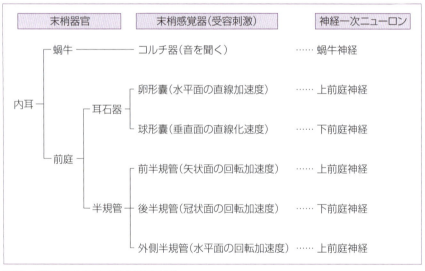

図❺　聴平衡覚の各器官と受容刺激

平衡機能の加齢性変化

1. 末梢から中枢における加齢性変化

　ヒト剖検例の報告により,末梢前庭系・前庭半規管の感覚有毛細胞数は,70歳以上の症例において耳石器で25%(図❼A),半規管で40%減少することが明らかにされている(図❼B)[9].耳石器では卵形嚢,球形嚢とも,細

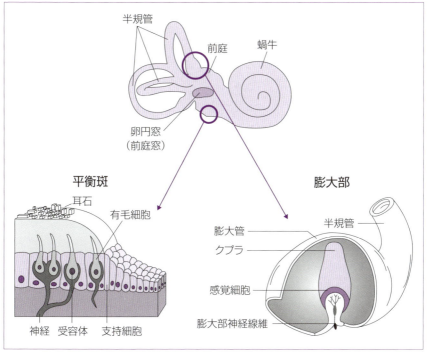

図❻ 平衡斑と膨大部
耳石器には卵形嚢と球形嚢があり，その中に平衡斑がある．平衡斑の表面は，ゼラチン様物質からなる耳石膜で覆われ，その上に炭酸カルシウムからできている耳石が多数散在している．耳石膜がずれることで有毛細胞が刺激される（前後左右，上下など直線的な動きを感知）．
各半規管の付け根に膨大部があり，有毛細胞がクプラと呼ばれるゼラチン様物質に包み込まれている．膨大部内のリンパ液の流れによってクプラが動かされ，有毛細胞が刺激される（回転の動きを感知）．

胞数のみならず耳石の減少，形態の変化も報告されている．また，前庭神経一次ニューロン数も 30〜60 歳の間で 20％減少し（図❼C）[10]，中枢脳幹の前庭神経核二次ニューロン数も上核以外で加齢により有意に減少していると報告されている[11]．

2. 加齢変化の背景因子

加齢による末梢前庭系の感覚有毛細胞，神経細胞の機能低下には個人差があるが，危険因子となる生活習慣，環境要因に関して考えてみたい．末梢前庭系の感覚有毛細胞および神経細胞は十分な血流量により栄養されており，

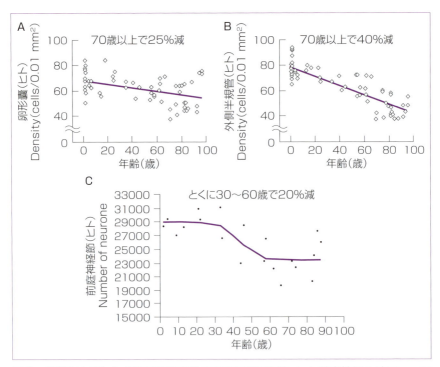

図❼ 加齢によるヒト末梢前庭半規管の感覚有毛細胞数,ヒト前庭神経1次ニューロン数の変化

末梢前庭系の細胞数,ニューロン数は,70歳以上で耳石器(卵形嚢)25%減(A),半規管(外側半規管)40%減(B),前庭神経一次ニューロン20%減(C)と報告されている.

(文献9,10より改変引用)

適正な内外リンパ組成により正常に機能している.したがって,動脈硬化につながる偏った食習慣,血管攣縮を引き起こす喫煙習慣などを正したい.また,血流もリンパも適切な水分代謝が重要であり,水分摂取制限は好ましくない.持続的強大音響の聴取は聴覚のみならず平衡覚にも悪影響を及ぼすため,趣味であれば十分な休憩,職業であれば適切な防御を啓発する必要がある.耳石器における耳石成分は主として炭酸カルシウムで構成されており,以前から加齢,閉経による耳石易剥離性が指摘されている.適度なカルシウム+ビタミンD摂取,必要であれば女性ホルモン治療,骨粗鬆症治療を考慮する.適度な運動は末梢前庭系の血流改善にもよいし,末梢前庭情報,視覚情報,体性感覚情報と中枢前庭系との相互連携を増強させるために勧められる.

3. 加齢変化の代償機構

　前述のとおり末梢から中枢に至る前庭系システム全体は加齢による影響を受けるものの，中枢前庭系の神経可塑性によってある程度は代償されるなど，基本的には症状が表に出ないように取り繕っている[12]．また，末梢から中枢に至る前庭系システムは，視覚情報，体性感覚情報からも側方支援を受けている（図❹）．したがって，内耳に不具合が生じても，眼からの視覚情報と足腰の踏ん張りという体性感覚情報で体平衡を補っている．しかしながら，視覚も体性感覚も加齢により衰えるため，加齢による前庭系システムの変化を補いきれなくなる．そうなると，治療戦略としては視覚情報，体性感覚情報を増加させることが重要になる．白内障の手術を受けるのも一案であろうし，体性感覚を鍛えるのは後述するめまい平衡リハビリテーションということになる．

（北原　糺）

POINT
- 加齢とともに末梢前庭の機能低下や中枢神経ニューロンの減少などがみられる．
- 前庭をサポートする視覚や体性感覚が衰え，平衡障害が起こりやすくなる．

References

1) Békésy GV：The variation of phase along the basilar membrane with sinusoidal vibration. *J Acoust Soc Am* **19**：452-460, 1947
2) 草刈潤ほか：聴覚のメカニズム 2．内耳．No. 6 聴覚 CLIENT 21，神崎仁ほか編，中山書店，東京，2000，pp.69-85
3) 立木孝ほか：日本人聴力の加齢変化の研究．*Audiology Japan* **45**：241-250，2002
4) Schuknecht's Pathology of the Ear（Third edition），eds by Merchant and Nadol, PMPH-USA, 2010
5) Yamasoba T et al：Current concepts in age-related hearing loss：epidemiology and mechanistic pathways. *Hear Res* **303**：30-38, 2013
6) Liberman MC et al：Cochlear synaptopathy in acquired sensorineural hearing loss：manifestations and mechanisms. *Hear Res* **349**：138-147, 2017
7) 内田育恵ほか：全国高齢難聴者数推計と10年後の年齢別難聴発症率—老化に関する長期縦断疫学研究（NILS-LSA）より．日本老年医学会雑誌 **49**：222-227，2012
8) Chien CY et al：Metabolic syndrome increases the risk of sudden sensorineural hearing loss in Taiwan：a case-control study. *Otolaryngol Head Neck Surg* **153**：105-111, 2015
9) Rauch SD et al：Decreasing hair cell counts in aging humans. *Ann NY Acad Sci* **942**：220-227, 2001
10) Park JJ et al：Age-related change in the number of neurons in the human vestibular ganglion. *J Comp Neurol* **431**：437-443, 2001
11) Alvarez JC et al：Aging and the human vestibular nuclei：morphometric analysis. *Mech Ageing Dev* **114**：149-172, 2000
12) Giardino-L et al：Plasticity of GABA（a）system during ageing：focus on vestibular compensation and possible pharmacological intervention. *Brain Res* **929**：76-86, 2002

PART 1-2 高齢期に注意したい聴平衡覚機能障害

　高齢期の聴平衡覚機能の低下は，高齢者の自立した生活維持や健康長寿の重要な阻害因子となりうる．代表的な聴平衡覚障害としては，難聴，平衡障害，めまいなどがあげられるが患者数も多く，耳鼻咽喉科以外の医療従事者においても高齢期の聴平衡覚障害を整理し把握しておく必要がある．

高齢期の聴覚機能障害

1. よくみられる聴覚機能障害

　感覚器の機能は加齢に伴い低下するが，聴覚でも同様であり，高齢期になると難聴が生じるようになる．加齢に伴う難聴は感音難聴というもので，要因として，末梢の感覚器（内耳）の機能低下と中枢の脳機能の低下があげられる．内耳では感覚細胞（有毛細胞）やラセン神経節細胞などの減少が生じる．難聴は多くの高齢者が直面する問題であり，わが国では，軽度以上（25 dB 以上）の難聴者の割合は 75 歳以上で 70％，80 歳以上で 75％と報告されている[1]．

　加齢による感音難聴は，とくに高音部から聴力低下が進む．高い音が聞き取れなくなると，まず無声子音（サ行，タ行，カ行，ハ行）の聞き間違いが多くなる．徐々に中音部，低音部にも難聴が進行していく．平均聴力レベルが 50 dB を超えるようになると，日常生活での会話で不自由度が高くなってくる．さらに，聴力閾値の上昇すなわち単純に小さな音が聞こえなくなるというだけではなく，中枢機能の低下により音を弁別する機能が低下するため，音としては聞こえても言葉の内容が聞き取りにくい，早口だと聞き取れない，雑音があると聞き取れない，といった症状が起こる．

　聴力低下に対しては補聴器装用により対応することとなる．なお，補聴器を装用するだけで不便がすべて解消されるわけではない．聴力低下の進行度

は個人差が大きく，補聴器の調整は個々人の聴力にあわせておこなう必要があるため，認定補聴器技能者がいる専門店でおこなうことを勧めている．

2. 他の診療科で注意したい聴覚機能障害

老健施設での調査では，耳垢栓塞（耳垢で外耳道が完全に閉塞した状態）が意外と多いと報告されている[2]．耳垢栓塞を除去するだけで会話がスムースになるケースもあるため，認知症があるような方では耳垢についても注意を払う必要がある[3]．また，認知機能低下やうつが疑われるようなケースでも，じつは聞こえていないことでコミュニケーションがうまく取れない場合がある．補聴器を装用することでコミュニケーションの改善を認めることがある．

高齢者に話しかけるときは，声の大きさだけでなく，話すスピード，滑舌にも気をつける必要がある．また，対面で顔を見て話すことは，コミュニケーション上で役立つ．聴覚機能の低下を他の機能（視覚機能など）で補うことができるからである．

高齢期の平衡機能障害

1. よくみられる平衡機能障害

30歳以下ではめまいの訴えはきわめて少なく，40代より増加し，65歳以上の高齢者の25％がめまいを訴える．メニエール病や前庭神経炎などの内耳疾患により内耳平衡感覚が障害され，三半規管や耳石器からの入力が低下した場合，視覚，体性感覚，深部知覚の入力を増加させることにより平衡機能，バランスを維持する（図❶）．これを前庭代償と呼ぶ[4]．高齢者では前庭代償に必要な視覚，体性感覚，深部知覚からの入力が低下しているために前庭代償が働きにくく，内耳疾患による平衡障害，めまい症状がいつまでも持続することとなる．平衡機能障害時の歩行補助杖の使用は，杖により体を支

POINT
- 高齢期の聴覚障害に難聴があり，後期高齢者の70％が軽度以上の難聴を認める．
- 耳垢栓塞にも，注意を払う必要がある．

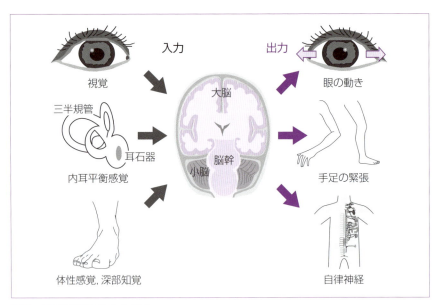

図❶ 平衡機能の入力と出力

大脳，小脳，脳幹が，視覚，内耳平衡感覚，体性感覚，深部知覚からの入力をまとめ，バランスを保つために必要な出力である眼や手足の動きを形成する．また，大脳，小脳，脳幹は自律神経を刺激し，体位に応じた循環動態の調節もおこなっている．視覚，内耳平衡感覚，皮膚知覚の加齢性変化により，これらからの入力が低下した場合や，加齢性変化により出力である筋力や自律神経機能が低下した場合に，平衡障害およびめまいが生じることとなる．平衡障害やめまいの訴えがある高齢者がフレイルの状態になると平衡障害の治療だけでは症状の改善は望めず，まずはフレイルにならないように運動療法，栄養療法および平衡訓練による介入を試みる必要がある[5]．

える効果以外に，杖を持っている手からの体性感覚や深部知覚が平衡機能に新たな入力として利用できるという効果もある．

2. 他の診療科で注意したい平衡機能障害

　平衡障害は内耳平衡感覚の障害で生じるのみでなく，加齢黄斑変性や白内障などによる視覚入力の低下や，アルツハイマー病やパーキンソン病などの神経変性疾患による体性感覚，深部知覚入力の低下によっても生じる．ま

POINT
- 高齢者では前庭代償の機能不全によって，平衡障害やめまいが持続する．
- 眼疾患，神経疾患，自律神経障害，運動器疾患，脳疾患でも平衡障害を生じうる．

た，自律神経障害や，ロコモティブシンドローム，サルコペニアなどによる手足の筋力の低下や，脊髄小脳変性症や脳梗塞などのような入力と出力を制御している脳の疾患も平衡障害を引き起こす．高齢者の平衡障害がこれらの疾患によるものなのか加齢に伴う生理的なものなのかを判断することは困難な場合も多いが，平衡障害やめまいを訴える高齢者に対しては上記の疾患の存在にも注意し，診療にあたる必要がある．

（今井 貴夫，太田 有美）

References

1) 内田育恵ほか：全国高齢難聴者数推計と10年後の年齢別難聴発症率—老化に関する長期縦断疫学研究（NILS—LSA）より．日本老年医学会雑誌 49：222-227, 2012
2) 井上理絵ほか：要介護高齢者の聴覚評価—聴力検査—．Audiol Jpn 59：124-131, 2016
3) 杉浦彩子ほか：高齢者の耳垢の頻度と認知機能，聴力との関連．日本老年医学会雑誌 49：325-329, 2012
4) 山中敏彰：平衡のニューロリハビリテーション —慢性平衡障害への対応—．Equilibrium Res 71：120-135, 2012
5) 青木光広：高齢者の平衡障害．Equilibrium Res 75：234-240, 2016

3 聴平衡機能障害とフレイル

　日本では急速な高齢化が進行し，健康に関するさまざまな問題が顕著化している．加齢に伴いさまざまな疾患が増加するだけでなく生理的な機能も低下する．聴覚・平衡覚（聴平衡覚）も例外ではなく，加齢とともに機能は低下し，難聴や平衡障害を生じることで高齢者のQOL・ADLは大きく低下する．ここでは，聴覚，平衡覚それぞれの観点から，高齢者の生活機能・ADLに及ぼす影響や健康長寿・フレイルとのかかわりについて考察する．

高齢期の聴覚機能障害と生活機能・ADL

　健康にかかわる問題のなかで難聴は最も一般的な障害の一つであり，65歳以上では約30～40％が難聴を有し，全国で1,500万人以上の難聴者がいると推定される．

　聞こえが悪くなると会話に支障をきたし，周囲とのコミュニケーション障害は生活機能に影響し，高齢者のQOLを著しく低下させる．電話の音に気づかなかったり，周囲の状況の把握がむずかしくなることで，道路を歩いていて自動車の音に気づかずクラクションを鳴らされたり，他の歩行者や自転車にぶつかるもしくはぶつかりそうになるなど危険な状況を経験する．さらに，精神的な面での健康に与える影響も無視できない．会話が聞こえないことで，自分だけが取り残されているかのような不安感，会話に参加できないことによる孤立感を感じる．話しかけられたとき反応しないと，話し手から無視したかのような印象をもたれたり，またそのようなことが生じていないかとの不安感を感じる．聞き返しが多くなると何度も聞き返すことにストレスを感じ，聞こえないことに対するいらだち，怒りなどの感情が生じる．

　その結果，しだいに会話を避けるようになり，社会的な孤立の一因となる．高齢者の難聴は，単に聞こえの障害だけでなく，QOL，ADLに与える影

響もあわせて考えていく必要がある．実際，聴覚障害を有する高齢者ではADLが低いことが報告されている[1]．また，難聴は認知機能，精神的健康，ADLに悪影響を及ぼし，その結果として生命予後に悪影響を与える可能性を指摘する報告がある．一方，難聴と生命予後との関係については影響するという報告や，非難聴群との間に死亡率に有意差はみられないとする報告もある[1]．

聴覚機能と健康長寿・フレイル

　難聴自体が直接的に高齢者の身体に影響を与えることはないが，難聴によるコミュニケーション障害あるいは周囲の状況把握に与える影響などを介して，間接的にさまざまな影響を及ぼす．たとえば，コミュニケーション障害は高齢者の社会的孤立を招き，その結果うつのリスクが上昇する．難聴とうつとの関連性については過去に多くの疫学的な報告がなされており，難聴があることでうつ発生のリスクが有意に高いことが示されている[2]．

　また，近年，注目されているのが認知症との関係である．認知症は高齢社会における大きな問題であるが，高齢者の難聴と認知機能との関係を指摘する研究結果が多数報告されてきている．とくに2017年，Lancet誌において潜在的に修正可能な認知症のリスク要因のなかで難聴が最も高い寄与度であったことが報告され注目された（表❶）[3]．現時点では難聴そのものに対する治療はむずかしい．対処法としては補聴器があげられ，装用することでコミュニケーション障害は軽減される．認知機能に対しては効果があるという報告と有意差がないとする報告もあり，今後の研究でその効果が明らかになっていくものと思われる．

　このように高齢者の聴覚機能の低下・障害は，「うつや認知症のリスク」，「社会とのつながりの低下」につながる．フレイルの概念は，身体機能の低下などによる身体的フレイル以外に，うつや認知機能低下などの精神・心理的

> **POINT**
> ● 聴覚機能障害によるコミュニケーション障害は生活機能に影響しQOLが低下，精神面にも影響を与え，会話を避けるようになり，社会的孤立の一因となる．

表❶ 潜在的に修正可能な認知症のリスク要因

認知症のリスク要因の中で65%は潜在的に修正不可能であるが，35%は修正可能である．そのなかで難聴の割合が最も高い．

	リスク要因と寄与度
若年期	低教育 8%
中年期	難聴 9%，高血圧 2%，肥満 1%
晩年期	喫煙 5%，うつ 4%，運動不足 3%，社会的孤立 2%，糖尿病 1%

（文献3より引用）

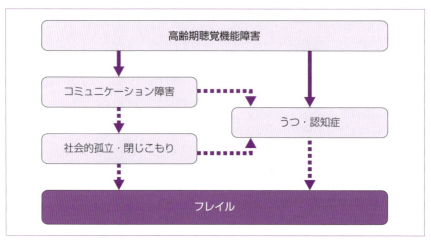

図❶ 高齢期の聴覚機能障害とフレイル

な要因，閉じこもりなどの社会的要因が含まれる．フレイルの観点からも，難聴に対する適切な介入や管理が重要となる（図❶）．

（西村 忠己）

> **POINT**
> - 高齢者の難聴は社会とのつながりの低下を招き，うつや認知症のリスクとなる．
> - 社会的孤立，うつ，認知機能障害は，自立性を障害しQOL・ADLを低下させる．

高齢期の平衡機能障害と生活機能・ADL

1. 高齢期の平衡機能

　高齢期には平衡覚の統合機能が低下し，身体の姿勢や歩行の支障をきたして生活・社会機能の衰弱化が認められるようになる．これには視覚や体性感覚機能に加え，末梢および中枢前庭機能が関係する平衡機能の加齢性変化が大きな要因となっている[4)〜6)]．

　平衡機能は加齢により低下するが，末梢前庭系の機能低下は軽度とされている．実際に，前庭機能を表す温度眼振の最大緩徐相速度は，加齢によって変化しないとする報告や低下あるいは逆に増加するという報告などさまざまである[7)8)]．当科でおこなった20℃冷水刺激では，最大緩徐相速度は加齢とともに少しずつ低下するも，70歳までは若年者と有意差はなく，70歳を超えてはじめて有意に低下する結果が認められている．前庭の動的機能を調べる回転刺激検査でも，前庭-眼反射の利得の経年変化は，加齢に伴いわずかに低下するとの報告が多い[4)7)〜9)]．

　一方，中枢前庭系は加齢により機能低下が進むことが知られている．視標追跡検査では，小脳・脳幹機能異常を反映するsaccadeは，加齢によって徐々に増加する傾向を示し，70歳を超えると多数みられるようになる[4)7)]．中枢前庭機能を調べる視運動性眼振も，40代から減弱しはじめ，60歳以上で成人の約80％に減弱する[4)7)]．また，脳血管も加齢性変化をきたすことから，椎骨脳底動脈系の血流支配を受ける中枢前庭系は血行動態の側面からも機能低下が進行する[10)]．

2. 高齢期の姿勢制御とADL

　姿勢や歩行制御の機能は加齢により徐々に低下する．重心動揺計で調べると身体動揺は，20〜30代で最も小さく，その後40代後半から徐々に大きくなることが示されている．高齢期では，前後方向の揺れを示し，姿勢の安定度が著しく低下する[4)11)]．歩行機能に関しては，加齢による速度低下が知られており，交差点では，成人が1.27 m/秒であるのに対し高齢者は0.86 m/秒で歩行するとされる[4)]．さらに，高齢者では歩行速度が0.56 m/秒以下に低

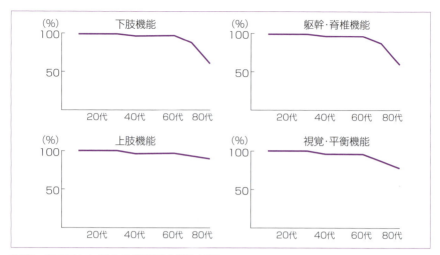

図❷ 身のこなし能力の機能別分類と加齢

(文献 4, 8 より改変引用)

下すると転倒リスクが上昇するとされている．また，起立，歩行，回転，着席を含む複合動作を遂行するのに，健常者は 8.5〜9.0 秒かかるが，13.5 秒以上の高齢者，11.1 秒以上の前庭障害者では転倒リスクが上昇するとされ，高齢期に前庭障害を有すると，転倒しやすく ADL に支障をきたすことが示されている[4]．高齢者の ADL を反映する身体能力を，下肢，上肢，躯幹・脊椎および視覚・平衡覚の 4 種類の機能に分類して調べたところ，全般的に 60 歳を過ぎてから低下しはじめるが，70 歳以上になると加齢に伴い，上肢機能は保たれるにもかかわらず，下肢機能がまず低下し，続いて躯幹・脊椎機能，その後視覚・平衡覚機能の低下がみられる（図❷）[4)8)]．高齢期には下肢・体幹機能が有意に低下することから，姿勢・歩行機能の衰弱が顕著となり，生活機能や ADL の維持に支障をきたす．

POINT
- 高齢期の前庭障害は，転倒しやすく ADL に支障をきたす．
- 下肢機能，続いて躯幹・脊椎機能，その後視覚・平衡覚機能の低下がみられる．

平衡機能障害と健康長寿・フレイル

わが国の高齢化は急速に進行し65歳以上の高齢者は総人口の約25%を占め，平均寿命（2016年）は男性80.98歳，女性87.14歳となっている．それぞれの健康寿命をみてみると男性72.14歳，女性74.79歳と公表され，男性は約8.8年間，女性は約12.2年間，健康でなく活動に制限のある生活を送っている現状が示されている[12]．健康寿命を延伸させ，高齢期に健康で活動的な生活を確保することが重要な課題であり，そのためには要介護に至る重要な要因とされるフレイルを予防することが重視されている[12)13]．

フレイルの有症率は高齢期全体で約11.5%であるが，80歳以上では約35%と加齢とともに高くなっている[14]．フレイルの項目[15]に運動量や歩行速度の減少，筋力の低下があることから，加齢に伴って姿勢・歩行制御機能が低下するとフレイルの有症率は高くなることが推測され，高齢者のフレイル

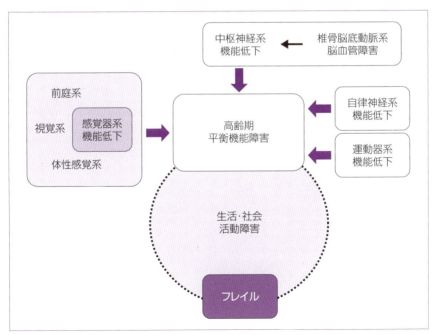

図❸　高齢期の平衡機能障害とフレイル

と平衡機能は密接な関係にあると考えられる(図❸).当科のプレリミナリーな結果では,65歳以上のめまい・平衡障害症例(105例)でフレイルは約26%(27例),プレフレイルは約43%(45例)に認められ,フレイルおよびプレフレイルの割合は約70%近くに及んでいる.そのうち実際に歩行速度が低下(1 m/秒未満)している症例は約41%(43例)に認められている.

これらの結果からフレイルとめまい平衡障害はそれぞれ独立しながらも相互に影響していることが考えられるが,ふらつきが理由で外出や運動ができないと訴える実例が多いことから,平衡機能障害がフレイルをプロモートしていることが示唆される.このことからめまい,ふらつきを改善させる介入をおこなうことがフレイルの予防,健康寿命の延伸につながる可能性がある.

(山中 敏彰)

POINT
- 平衡機能障害がフレイルをプロモートすることが示唆される.
- めまいやふらつきの改善がフレイルの予防,健康長寿につながる可能性がある.

References

1) Amieva H et al：Death, depression, disability and dementia associated with self-reported hearing problems：a 25-year study. J Gerontol A Biol Sci Med Sci **73**：1383-1389, 2018
2) Huang CQ et al：Chronic diseases and risk for depression in old age：a meta-analysis of published literature. Ageing Res Rev **9**：131-141, 2010
3) Livingston G et al：Dementia prevention, intervention, and care. Lancet **390**：2673-2734, 2017
4) 山中敏彰：高齢患者における感覚機能の検査所見とそのみかた．JOHNS **28**：1479-1485, 2012
5) Whipple R et al：Altered sensory function and balance in older persons. J Gerontol **48**：71-76, 1993
6) 北原糺：加齢と前庭代償. MB ENT **87**：50-55, 2008
7) 都筑俊寛：加齢と平衡機能. MB ENT **87**：37-42, 2008
8) 松永喬：高齢者の平衡機能. JOHNS **11**：846-853, 1995
9) 武田憲昭ほか：前庭機能の加齢変化．耳鼻と臨床 **39**：750-756, 1993
10) 山中敏彰：高齢者の脳血管障害とめまい．MB ENT **176**：40-48, 2015
11) 山本昌彦ほか：加齢と身体動揺．MB ENT **87**：43-49, 2008
12) 厚生労働省：第11回健康日本21(第二次)推進専門委員会資料．2018 http://www.mhlw.go.jp/stf/shingi2/0000196943.html
13) 荒井秀典：フレイルの意義．日本老年医学会雑誌 **51**：497-501, 2014
14) Shimada H et al：Combined prevalence of frailty and mild cognitive impairment in a population of elderly Japanese people. J Am Med Dir Assoc **14**：518-524, 2013
15) Fried LP et al：Frailty in older adults：evidence for a phenotype. J Gerontol A Biol Sci Med Sci **56**：M146-M156, 2001

PART 2

高齢者の
スクリーニング

1 聴平衡覚機能障害の症状・主訴

　高齢者人口の増加とともに，難聴やめまいを主訴に来院する高齢者は増えており，難聴では日常のコミュニケーションに支障をきたし，めまいは転倒のリスクファクターにもつながり，高齢者の自立した生活に影響を及ぼす．ここでは，医療従事者が把握しておきたい聴平衡覚障害における症状・主訴について整理する．

聴覚機能障害の症状・主訴

　加齢に伴う高齢者の聞こえの悪さを加齢性難聴（presbycusis）とよぶ．症状・主訴としては，「難聴」「耳鳴」「聞き返しが多い」「わかったつもりで返事をする」「テレビの音量を大きくする」「声が大きくなる」などがあげられる．

　難聴が進むと周りの人とのコミュニケーションに支障をきたすようになり，そのことで人とのかかわりを敬遠したり，家に引きこもりがちになり，日常の活動性が低下する．さらに，脳機能の低下，認知症[1]，アルツハイマー病発症率[2]，うつ発症率[3]の上昇にも関係することが報告されている．一般に加齢性難聴では低音域は比較的保たれているのにくらべ高音の閾値が上昇するため，とくに日本語は語尾が高音域にあるため，相手の言っていることはわかるが，言葉尻がはっきりしないのでついつい聞き返すことが多くなる．また，音の受容域，ダイナミックレンジが加齢とともに狭くなるため，騒音下での聞き取りがとりわけ困難になる．

　高齢の患者さんのなかにはすでに補聴器を使っている人も多くいるが，装用後のフォローが不十分で機能を十分に使いこなせておらず，意外と多いのが電池切れ，耳垢で詰まっているなどの単純な原因によるものである．眼鏡と違い補聴器は使いこなすために，また耳と脳が新しい環境に慣れるために時間と調整が必要である．

末梢内耳の加齢変化についてはSchuknechtの分類[4]）がよく知られており，Sensory，Neural，Metabolic，Dendritic typeの4種類に分けられる．このなかではNeural presbycusisがラセン神経節障害にもとづくもので，純音聴力の障害が軽度な割に，語音聴力検査結果が著しく低下する症例などが該当すると推測されている．

また，加齢性難聴は個人差が大きく，遺伝的素因に加え，高血圧，心血管系疾患，脳血管疾患，喫煙，飲酒，糖尿病，騒音曝露などの後天的な要因が深くかかわっている．2015年に世界保健機関（WHO）はイヤホンなどを使うオーディオ機器多用により，将来約11億人が聴覚障害に至る危険性があるとの調査結果を発表した．騒音性難聴は，強大爆発音による音響外傷，ロックコンサートでの急性感音難聴などの急性発症と，騒音職場における職業性難聴などの慢性発症に大別される．オーディオ機器に限らず，日常生活上騒音に長期間曝露されることにより難聴に至るさまざまな原因があり，現在それほど難聴が進んでいない高齢者でも，聴力保護の観点から騒音曝露などに留意する必要があるといえる．

平衡覚機能障害の症状・主訴

高齢者人口の増加とともに，めまいを主訴に来院する高齢患者は増えている．72歳以上の24％にめまい・平衡障害がみられ[5]），また転倒・骨折の危険因子としてのめまい・平衡障害の相対リスクは2.9倍とされている[6]）．めまい患者に占める高齢者は約3割[7]），最近の報告では20.9〜40.8％で，65〜68歳が最多，女性が多く男性の2.43倍である．

加齢性難聴と同じく高齢者にみられる平衡覚機能障害を加齢性平衡障害（presbyastasis）とよぶ．主訴としては，「慢性のめまい」「ふらつき」「平衡障害」「時には転倒」であることが大半で，回転性の激しい急性めまいを訴えることは少なく，急性めまいの場合でも，急性期が過ぎた後に「遷延するふ

> **POINT**
> ● 難聴を疑うきっかけとして，「聞き返しが多い」「声が大きい」などがあげられる．
> ● 音の区別がむずかしくなり，とくに騒音下での会話などがスムーズにできない．

らつき・めまい感」が主訴であることが多い．

　また，症状の発現は，「起立時」「起床・臥床時」「寝返り」「上を向く」「下を向いてかがみ込む」「歩くなどの日常生活での普通の動作でみられる」などであり，発作性頭位性・一過性体位性のめまいが多くを占める．日常生活の中では，急な動作，歩行時に荷物を持ったとき，階段の昇降時（とくに降りるときのふらつき）が多い．また廊下などの照明が暗いと，わずかな段差でも転倒につながる恐れがある．

　原因としては，良性発作性頭位めまい症が最も多く，以下末梢性前庭障害，脳血管障害，メニエール病，心因性めまい，前庭神経炎，脳腫瘍などの報告が多くなされている．また，ふらつき・平衡障害をきたす可能性のある併用投与の可能性が高い薬物として，抗ヒスタミン剤，糖尿病治療剤，降圧剤，向精神薬，催眠剤と鎮痛剤，抗けいれん剤，心循環器系薬剤などがあり，患者さんからよく聞いておくことも大切である．

　高齢者では，加齢とともに，中枢・末梢感覚神経系と身体バランスにかかわっている筋固有知覚に変化が生じ，三半規管・卵形嚢・球形嚢の感度低下，感覚上皮細胞数・前庭一次神経ニューロン数減少，中枢前庭系における処理過程の変化などが認められる．当初は代償機構で補えるが，代償範囲を超える変化が進行すると，頭部運動制限や歩行・姿勢の制限が明らかになってくる．

　前庭系の変化に加えて眼球運動制御機構の変化，つまり視覚・光受容と眼・頭部・躯幹運動を制御する中枢神経系の変化も生じ，眼球運動・頭部運動・姿勢と運動における代償機構を調節する反射の減弱，身体バランスの不安定さをもたらす[8]．固有知覚・脊髄反射の低下と筋力・関節可動性の低下とともに，感覚入力・中枢神経系の変化に対する可塑性・適応力の低下も同様にみられる．上記の生理的変化に加えて高齢者人口の増加，高齢者を取り巻く社会的な変化，ストレスの増加などの要因により，めまい・平衡障害を訴える高齢者は増えており，外来での診療頻度も増加している．

〈矢部　多加夫〉

POINT
- 加齢性平衡障害では「慢性のめまい」「ふらつき」の訴えが多く，日常生活では起床時，急な動作，階段の昇降時の際に起こることが多い．

References

1) Gates GA *et al*：Executive dysfunction and presbycusis in older persons with and without memory loss and dementia. *Cogn Behav Neurol* **23**：218-223, 2010
2) Gates GA *et al*：Central auditory dysfunction as a harbinger of Alzheimer dementia. *Arch Otolaryngol Head Neck Surg* **137**：390-395, 2011
3) Saito H：Hearing handicap predicts the development of depressive symptoms after 3 years in older community-dwelling Japanese. *J Am Geriatr Soc* **58**：93-97, 2010
4) Schuknecht HF：Pathology of the ear. Harvard University Press, Cambridge, Massachusetts, 1974, p.503
5) Yardley L *et al*：Prevalence and presentation of dizziness in a general practice community sample of working age people. *Br J Gen Pract* **48**：1131-1135, 1998
6) American Geriatric Society, British Geriatrics Society and American Academy of orthopaedic Surgeons Panel on Falls Prevention：Guideline for the prevention of falls in older persons. *J Am Geriatr Soc* **49**：664-672, 2001
7) 大和田聡子ほか：当科における高齢者めまいについての統計学的検討. *Equilibrium Res* **64**：203-210, 2005
8) 矢部多加夫：老人性平衡障害（Presbyastasis）の臨床的検討―クロテストによる治療判定の試み―. *Equilibrium Res* **70**：473-480, 2011

PART 2　こんな訴えには要注意！

　実臨床において高齢者の聴平衡覚機能に関連した訴えを耳にする機会は多い．医療従事者はどのような場合に病院受診を考慮したり，介入が必要となるのかを把握しておくべきであり，また，フレイルの観点からもより早期からの介入は重要となる．ここでは，そのポイントについて簡潔に述べる．

知っておきたい　難聴に対する基本スタンス

　加齢により聴力は低下する．その責任部位として，内耳の有毛細胞やラセン神経節から中枢聴覚系に至るまでの広い範囲が考えられている．加齢による難聴の原因として，騒音曝露，遺伝要因，喫煙，動脈硬化，酸化ストレスなどが考えられており，これらの違いから加齢性難聴の進行には個人差が大きい．聞くこと，話すことは人同士のコミュニケーションにおいて最も重要な手段である．聞こえないことはコミュニケーションを失うことを意味し，認知症の危険因子ともなる[1]．認知症は，サルコペニアや低栄養状態，精神活動の低下などとともにフレイルとなる要因の一つにあげられる．よって，フレイルを防ぐためにも，早期より難聴に気づき，補聴器装用など適切な介入が望まれる．

こんな訴えには要注意！

　聴力低下は年齢とともに進行し，難聴は高音域から始まることが知られている．このため，入院患者では体温計のピッピ音が聞こえないことで気づかれることがある．また，「音としては聞こえるが，何を言っているのかわからない」というように，言葉の聞き取りが低下することも特徴である．図❶に加齢による聴力低下を，図❷に生活音の大きさの目安を示す．

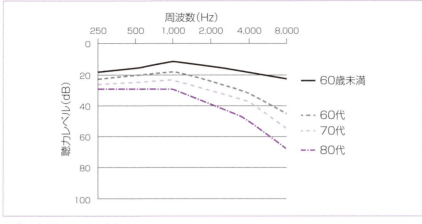

図❶　加齢による聴力低下

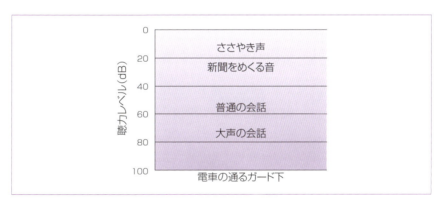

図❷　生活音の大きさ（dB）

| 多職種の視点 | 難聴高齢者とは文字や図を使ったコミュニケーションを |

難聴高齢者の特徴としては，聴覚的に耳からの刺激が少なくなるため，以前に比べ普段の発話量や活動量自体が減少してしまう方が多いようです．また，会話中の反応自体も乏しくなりがちです．じつはあまり聴き取れていないのに，会話を進めてしまうことが多く，やり取りとして成立しないことも増えてきます．そのため理解力の低下など認知症と間違えられてしまうことも少なくありません．そのような方には，認知症との鑑別も重要ですが，文字や図を使用しながら視覚的刺激にて確実に相手に理解を促す方法が有効です．（言語聴覚士・石川冴里）

1. 病院受診を考えるべき症状

　本人が聞こえにくいことを自覚している場合は問題ないが，すでに認知症気味となっている場合は本人も周囲の人間も難聴に気づかないことがある．「聞き返すことが多い」「体温計に反応しない」などはもちろんのこと，「呼びかけに応じない」「口数が少なくなった」なども難聴の症状である場合もあるため，病院受診を勧めるべきである．耳垢が取れないときや耳漏のある場合も耳鼻科受診を勧める．

2. 加齢性難聴への介入

　加齢性難聴は補聴器の使用により改善を図る．また，補聴器で効果が得られない場合には人工内耳の適応となる．いずれにせよ適切な介入をおこなうことで，認知症やフレイルの予防に有用と考えられる．

知っておきたい 平衡障害に対する基本スタンス

　加齢は前庭器の機能低下を招き，日常生活動作（activities of daily living：ADL）を低下させる．ふらつきからくる転倒は，高齢者では寝たきりの原因となることも多い．

　体平衡は前庭系，視覚系，体性感覚系が統合されて維持される．加齢により前庭の感覚細胞障害のみならず，視覚系においても調節力・網膜感度・実用視力が低下する．また，高齢者では糖尿病などの全身疾患から体性感覚も障害を受けることが考えられる．すなわち，加齢により前庭系，視覚系，体性感覚系のいずれもが機能低下をきたし，体平衡の維持が困難となる[2]．さらにこれら感覚器の出力系である筋肉においてもサルコペニアを生じ，効果器の機能低下から平衡維持が困難になると考えられる．また，前庭機能低下はふらつきや転倒のみならず，認知機能低下とも相関することが米国の大規模疫

> **POINT**
> ● 「聞き返すことが多い」はもちろんのこと，「呼びかけに応じない」「口数が少なくなった」も難聴のサインである可能性があり，病院受診を考慮する．

表❶ 米国での大規模健康調査における前庭機能低下の割合

	前庭機能低下ありの割合, % （95%信頼区間）	p値
全体	35.4 (33.2-37.6)	
性別		0.16
男性	34 (31.9-36.9)	
女性	36 (33.6-39.1)	
年齢（歳）		<0.001
40-49	18.5 (15.4-21.7)	
50-59	33.0 (28.9-37.1)	
60-69	49.4 (45.6-53.0)	
70-79	68.7 (65.0-72.5)	
≧80	84.8 (81.3-88.4)	
学歴		<0.001
高卒未満	50.9 (47.1-54.6)	
高卒以上	28.6 (26.2-31.0)	
喫煙		0.005
喫煙歴なし	34.2 (31.3-37.2)	
1日20本以上	40.9 (38.3-43.6)	
高血圧		<0.001
なし	27.9 (25.4-30.4)	
あり	44.6 (41.5-47.7)	
糖尿病		<0.001
なし	33.2 (30.8-35.6)	
あり	53.6 (49.0-58.2)	
過去1年以内のふらつき自覚		<0.001
なし	31.8 (29.5-34.2)	
あり	49.4 (45.5-53.3)	
過去1年以内の転倒歴		<0.001
なし	34.3 (32.0-36.5)	
あり	64.9 (55.2-74.6)	

（色付きの文字は有意な相関を示す）　　　　　　　　　　（文献3より引用）

学研究から報告されている．よって，できるだけ早期の前庭機能異常への介入は，転倒や認知機能低下を抑止し，フレイルの防止に寄与すると考えられる．

こんなリスクファクター，訴えには要注意

1. 米国における大規模健康調査より

表❶[3)]に米国でおこなわれた7,000人規模の大規模健康調査の結果を示す．40～49歳で前庭機能低下がみられたのは18.5%であったのに対し，

表❷ 前庭機能低下と相関する ADL 項目

ADL 項目	前庭機能低下との関連 (オッズ比)
金銭の管理が困難	2.64
フォーク，ナイフの使用，コップからの飲水が困難	2.45
ベッドに入る，ベッドから出る，が困難	2.02
家庭でのレジャーが困難	1.86
手すりのない椅子から立ち上がることが困難	1.80
階段を 10 歩昇ることが困難	1.66
長時間起立することが困難	1.65
1/4 マイルの歩行が困難	1.63
社会活動への参加が困難	1.55
家庭内の作業が困難	1.55
止まる，うずくまる，ひざまずく，が困難	1.53
映画や行事に参加することが困難	1.49
小さなものをつかむことが困難	1.45
長時間座ることが困難	1.35
食事を準備することが困難	1.33
物を持ち上げる，運ぶことが困難	1.30
同じ階で部屋を移動することが困難	1.30
一人で服を着ることが困難	1.28
頭上の物に手が届くことが困難	0.95

(色付きの文字は有意な相関を示す) （文献 3 より引用）

　60〜69 歳では 49.4％，80 歳以上では 84.8％に異常がみられ，前庭機能低下は加齢と相関していた．また，ふらつきやバランス感覚の低下を自覚する者では 49.4％に前庭機能低下を認め，これは自覚症状のない者でみられた 31.8％より有意に高い結果であった．転倒事故に関しても，転倒歴ありでは前庭機能低下が 64.9％にみられ，転倒歴なしの 34.3％に比べ有意に高い数値であった．このことから，加齢により前庭機能低下は進行し，ふらつきを自覚したり転倒を経験することが判明した．

　さらに前庭機能と相関したデータとして，低学歴（1.7 倍），喫煙（1.1 倍），高血圧（1.2 倍），糖尿病（1.7 倍）を有する群では，なしの群と比べ有意に前庭機能低下が多くみられた〔( ) 内の数値はオッズ比を示す〕．一方，前庭機能低下の有無に男女差はなかった．これらがどのようなメカニズムで前庭機能低下に関連するのかは不明ではあるが，これらの危険因子を有する個人に対しては，早めに前庭リハビリテーションを勧め前庭機能低下を予防することで転倒事故を未然に防ぎ，フレイルを抑制できる可能性が考えられる．

2. 病院受診を考えるべき症状

表❷[3)]に前庭機能低下と関連したADL項目とオッズ比を示す．色付きの文字は有意な相関を示す．「ベッドに入る，ベッドから出るのが困難」「手すりのない椅子から立ち上がることが困難」「階段を10段上がるのが困難」「長時間起立が困難」「1/4マイル（約400m）を歩くことが困難」「止まる，うずくまる，ひざまずくが困難」などがこれらに当てはまる．表❶にあげたような危険因子や表❷の色付きの字で示されたような症状を認めた場合，前庭機能異常を合併する可能性が高いと考え，病院受診を勧める．軽症と判断した場合でも，「歩くこと」を勧める．立位を保つことや歩行は前庭機能や抗重力筋に対する最も簡便なリハビリとなる．

表❷からは，前庭機能低下は家庭内の作業や行事への参加を困難とし，最終的には金銭の管理が不能となるなど認知機能の低下した状態に陥ると考えられる．前述のように認知機能低下は単独でもフレイルのリスクファクターであり，前庭機能低下への早期介入は，身体的・精神的な観点からもフレイル予防に重要と考えられる．

（堀井　新）

POINT

- 「ベッドからの出入り」「手すりのない椅子からの立ち上がり」「長時間起立」などが困難な場合，前庭機能異常の可能性があり，病院受診を考慮する．

References

1) Kamil RJ et al：Association of hearing impairment with incident frailty and falls in older adults. *J Aging Health* **28**：644-660, 2016
2) 堀井新：超高齢社会におけるめまいの疫学．耳鼻咽喉科・頭頸部外科 **89**：6-10，2017
3) Harun A et al：Vestibular function and activities of daily living：analysis of the 1999 to 2004 National Health and Nutrition Examination Surveys. *Gerontol Geriatr Med* Jan-Dec：1-8, 2015

3 知っておきたい聴平衡覚機能検査

　加齢による変化において，聴力低下は認知機能や抑うつ，平衡障害はサルコペニアなどと相まって歩行障害，転倒，骨折といった問題に直結しうる．これらはとくに，フレイル予防における高齢者総合的機能評価（CGA7）にあげられる認知機能，手段的および基本的ADLに大きく影響する要因である．ここでは，これら聴平衡覚機能に関する検査について概論を述べる．内容については，耳鼻咽喉科の立場から非専門スタッフに向けての記載となることをご理解頂きたく，これを入り口として，より詳細な内容や提示していない検査については他の成書などもご参照頂きたい．

聴覚機能検査

　聴覚機能検査は，大きく自覚的聴覚検査と他覚的聴覚検査に分けられる（表❶）．前者は被検者自身が音声を認識して反応を示すものであるのに対し，後者は被検者自身の意識を介さない．

　自覚的聴覚検査には，簡易なものでは，指こすりや音叉を用いた気導聴力検査，音叉による気導聴力と骨導聴力を比較する検査法がある．近年一般的におこなわれる検査として，オージオメータを用いた純音聴力検査がある．これは低音から高音までのさまざまな音域での純音の聴取閾値を測定する検査であり，聴力レベルが悪いと聴取閾値が上昇し，30 dB以上になると難聴があると判断するのが一般的である．聴力レベルが50 dB程度になると，日常会話での不便が出ることが多い．気導・骨導閾値から感音・伝音・混合性難聴といった難聴の病態を判断するほか，疾患により特徴のある聴力型を示すことがあり，加齢による変化は通常高音障害漸減型をとる（図❶）．聴取した言葉の内容を認知できるかについては，語音聴力検査がおこなわれる．これは，一桁数字語表や単音節の語表の聞き取りの正解率をもって，日常のコ

表❶ おもな聴覚機能検査および平衡機能検査

聴覚機能検査	平衡覚機能検査
● 自覚的聴覚検査 　音叉を用いた検査，純音聴力検査，語音聴力検査，自記オージオメトリー ● 他覚的聴覚検査 　インピーダンスオージオメトリー（ティンパノメトリー，耳小骨筋反射） 　聴性脳幹反応検査（ABR），蝸電図検査，耳音響放射検査（OAE），聴性定常反応検査（ASSR） ● その他 　耳管機能検査，耳鳴検査 　補聴器適合検査 　人工内耳に関連する検査 　新生児・乳幼児聴力検査	● 体平衡検査 　（静的）両脚直立検査，マン検査，単脚直立検査，ロンベルグ検査，重心動揺検査 　（動的）足踏検査，継ぎ足歩行検査，Dynamic Gait Index ● 眼振検査 　注視眼振検査 　非注視眼振検査　自発眼振検査，頭位眼振検査，頭位変換眼振検査 ● 迷路刺激検査 　温度刺激検査（温度眼振検査），回転刺激検査，Head Impulse Test，内耳瘻孔検査 ● 音刺激検査 　前庭誘発筋電位検査（VEMP） ● 視刺激検査 　視運動性眼振検査，追跡眼球運動検査 ● その他 　自覚的視性垂直位検査

ミュニケーションに頻用される語音の聴取明瞭度を評価するものである（図❶）．語音明瞭度が低いと，大きな声で話しかけても「音は聞こえるが何を言われているのか聞き取れない」という事態につながる．

　他覚的聴覚検査は，自身で音声を聴取して反応することがむずかしい場合（乳幼児や意識障害）や，自覚的な検査のみでは不十分な場合（難聴での身体障害2級の判定，機能性難聴，詐病など）におこなわれる．音響入力により得られる脳幹での電位を見る聴性脳幹反応検査（ABR），内耳外有毛細胞の機能を反映する耳音響放射検査（OAE）などがある．インピーダンスオージオメトリーを用いた検査は音を伝える伝音系の評価をおこなう他覚的検査であり，ティンパノメトリーでは鼓膜の動きを，耳小骨筋反射ではアブミ骨筋の動きを評価する．他に，中耳内の圧環境などに影響を及ぼしうる耳管の状態を評価する耳管機能検査や，耳鳴検査，補聴器や人工内耳の装用関連の検査がある．

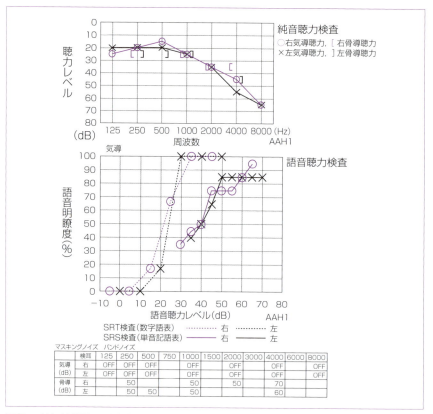

図❶ 老年性難聴の聴力像

　これらの検査の中で，とくにフレイルと関係が強いのは，自身の聴覚認識を反映することが多い自覚的聴力検査の結果である．ただし聴力障害において，可逆的であれば改善を図るために正確な診断が重要であることは言うに及ばず，不可逆であっても聴覚のリハビリテーション（補聴器のフィッティングや人工内耳の適応判断など）において，前述の諸検査の結果を組み合わせての検討が必要となる．

POINT
- 聴覚機能の検査は自覚的聴覚検査と他覚的聴覚検査がある．
- 一般に聴力レベル30 dB以上で難聴，50 dB程度で日常会話に支障をきたす．

平衡覚機能検査

平衡覚は，視覚，前庭覚（内耳），深部覚を入力とし，これが脳幹，小脳を介して出力系としての四肢体幹（体平衡），眼球運動（眼振），自律神経へと反映される（図❷）．平衡覚の機能評価は，これらの情報の入力，伝達，出力経路に応じての評価がなされる．体平衡検査，眼振検査，迷路刺激検査，音刺激検査，視刺激検査などに分けられるが（表❶），検査時の各要素の静的な状態のみならず，入力系に意図的に刺激を加え，その反応を出力系の状態に反映させる検査もある．

体平衡検査は，さまざまな条件での立位の状態を見る静的検査と，歩行などの状態を見る動的検査がある．ともに，検査中の転倒には注意を払わねばならない．

眼振検査は，注視眼振検査と非注視眼振検査がある．注視眼振は検者の指先などを被検者に注視させるが，非注視眼振はフレンツェル眼鏡やCCDカメラなどを用い（図❸），注視が困難な状態で評価する．内耳の問題により生じる眼振は，通常は注視により抑制される．したがって，注視眼振と非注視眼振とは異なる要素を反映していることも多く，区別されるべきである（注視で抑制しきれない自発眼振など，一部例外はある）．非注視下におこなうもの

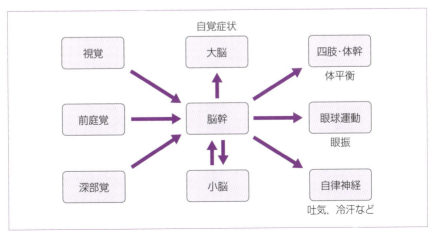

図❷　平衡覚機能反射系

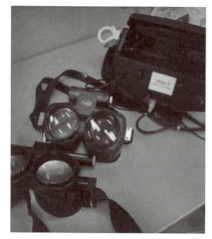 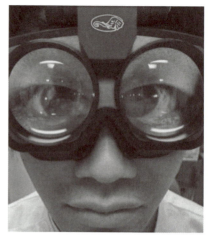

図❸　フレンツェル眼鏡

には自発眼振検査，頭位眼振検査，頭位変換眼振検査があるが，これは内耳への重力や頭位変換による刺激を，出力としての眼球運動（眼振）をもって評価する検査である（図❹）．

　迷路刺激検査は，内耳へ刺激を加えることで生じる眼振を評価する検査であり，外耳道を介して冷水や温水で半規管を刺激する温度刺激検査，椅子や頭部の回転を刺激とする回転刺激検査や Head Impulse Test（HIT）などがある．

　音刺激検査には耳石器機能を反映する前庭誘発筋電位検査（cVEMP および oVEMP）があり，視刺激検査は指標を移動させながら滑動性眼球運動を評価する．

　これら眼球運動の記録においては，電気眼振図（ENG）を用いるとさらに高い精度が得られるが，システムも大きくなる．眼球運動により角膜網膜電位の軸の方向が変わるので，眼球運動により生ずる眼球周囲の電位変化を増幅し，眼球運動として記録する．他に，先述の CCD カメラを用いたビデオ眼振計も普及してきている．重心動揺検査では立位を取り開眼と閉眼の状態を比較することでロンベルグ検査を定量的に評価でき，足元にフォームラバーを用いて深部覚入力を減ずることで，前庭機能をより詳細に反映させられる．さらに近年では，ビデオ眼振計を用いた video HIT（vHIT）での定量的

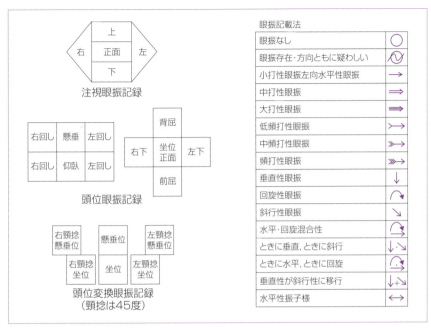

図❹ 眼振記載法

な評価が普及しつつある．これにより，cVEMP，oVEMPなどを組み合わせることで，耳石器と半規管すべての個別評価ができるようになった．

実際の診療ではこれらの所見から総合的に診断を進めていくが，とくに内耳性めまいでは眼振所見が重要である．良性発作性頭位めまい症では特徴的な方向交代性眼振の確認が重要であり，その他の急性前庭障害は定方向性眼振であることが多く，中枢性障害などでは垂直性眼振が持続することがある．中枢性障害では，眼球の滑動の障害も生じうるため視刺激検査が重要であるほか，出力系の障害の程度の乖離（眼振はないが，歩行失調が著明）なども重要な所見である．

> **POINT**
> ● 平衡覚機能検査は，大きく体平衡検査，眼振検査，迷路刺激検査，音刺激検査，視刺激検査などに分けられ，とくに内耳性めまいでは眼振所見が重要．

画像診断

　他に，聴平衡覚に関係する内耳の形態的な評価をおこなうために，レントゲンやCT，MRIなどでの画像評価もおこなわれる．とくにMRIでは，近年メニエール病における内耳の状態を評価する内耳造影MRIが確立され，普及が進められている．

（乾　崇樹）

References

1) 切替一郎：新耳鼻咽喉科学 改訂11版．南山堂，東京，2013
2) 平衡機能検査法基準化のための資料．*Equilibrium Res* **65**：468-503，2006
3) 杉浦彩子ほか：難聴に対するリハビリテーション．*MB Med Reha* **170**：104-110，2014
4) Nakashima T *et al*：Endolymphatic hydrops revealed by intravenous gadolinium injection in patients with Ménière's disease. *Acta Otolaryngol* **130**：338-343, 2010
5) 乾崇樹ほか：急性めまいとして耳鼻咽喉科を受診した中枢性めまい17症例の検討．*Equilibrium Res* **69**：198-206，2010

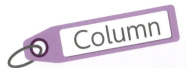

聴覚障害者マーク ①耳マーク

　「耳マーク」とは耳の不自由な人であることを示すマークで，周りの方にコミュニケーションの配慮を求めていくためのシンボルです．行政では市役所や町役場の窓口など，公共機関では図書館，病院，銀行，駅，議会など，民間の場合は耳鼻咽喉科開業医，生協，薬局，映画館のチケット売り場，要約筆記サークルなど，難聴者協会では人工内耳説明会のポスターや協会の啓蒙チラシなどにも現在普及されています．

　昭和 50 年ごろシンボルマークが制定，その後難聴者協会やろうあ協会などの普及活動を経て昭和 55 年に世界ろう連盟が決めたマークを発表，平成 15 年に文化庁に登録される，という歴史を持っています．このマークを持っている方には近くで話しかけたり，なかには筆談や可能な場合は手話を使用したりすることが勧められています．

　長崎大学病院でも 1997 年ごろより耳マークを掲げた看板を病院入口に立て，難聴や聴覚障害のある方には，補聴器や人工内耳のマイクの近くで話したり，それでも通じない場合は筆談をするなど特別な配慮を大学病院すべての職員にしていただくようにしていま

耳マーク

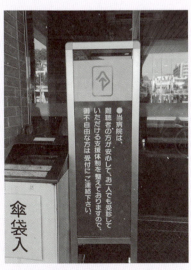

長崎大学病院の難聴患者支援を表示する看板

す．当時の耳鼻咽喉科学教授であった小林俊光先生のご発案により，当時長崎大学病院勤務医だった筆者や医局員，病院会議で検討して開始され，かれこれ20年近く続いています． （神田幸彦）

聴覚障害者マーク ②ちょうちょマーク

「ちょうちょマーク」とは法令で定められている条件を満たし，普通自動車を運転することができる聴覚障害者が表示するマークです．該当者は「特定後写鏡」（ワイドミラー）の車への装着と，ちょうちょマークの車外部の装着が義務づけられています．このマークは2008年に導入されたマークで，この表示の車の運転手は「10ｍの距離で，90dBのクラクションが聞こえない」ことを示します．なお，補聴器や人工内耳を使えば上記の音が聞こえる人に表示義務はありません．このマークの車を見かけたら，クラクションが聞こえないということを念頭に置いて安全運転を心がけていただけるように注意が必要です． （神田幸彦）

ちょうちょマーク

PART 3

各疾患に対する治療とフレイル

PART 3

1 難聴の治療とフレイル

2025年問題も近づき，どうすれば健康寿命をのばせるか，ということに注目が集まっている．フレイルを頑健に戻すこと，フレイルをできるだけフレイルに留めておくことが重要である．また，介護負担を減らすための方策も重要である．そのような観点から難聴について考えたい．

高齢者難聴の頻度と特徴

難聴は老年症候群のなかで最も頻度が高く，国立長寿医療研究センターもの忘れ外来初診患者においても，約半数に難聴の自他覚がある．「国立長寿医療研究センター：老化に関する長期縦断疫学研究」(National Institute for Longevity Sciences-Longitudinal Study of Aging：NILS-LSA) における調査から，年代別の聴力レベルの分布を図❶に示す．補聴器装用が推奨されている中等度以上の難聴を有する頻度は，60代では約5％，70代では約17％，80代では約43％とほぼ半数に上っていた．また，国立長寿医療研究センターの耳鼻咽喉科外来初診患者における年代別主訴を表❶に示す[1]が，後期高齢者では難聴を主訴として受診するものが最も多く，そのインパクトがうかがい知れる．

高齢者の難聴は感音難聴＊である加齢性難聴が主体であることが多いが，そこへ滲出性中耳炎，慢性中耳炎，耳硬化症，耳垢栓塞といった伝音難聴＊を合併している場合もあり，留意が必要である．

高齢難聴者の特徴としては，家人の評価に比して本人の自覚が乏しい，単に小さな音が聴き取れないだけでなく音と音を区別することがむずかしい，すなわち弁別能が悪いということがあげられる．そのため，1対1の会話は

感音難聴…内耳に損傷などが起こることによる難聴．
伝音難聴…外耳・中耳に損傷などが起こることによる難聴．

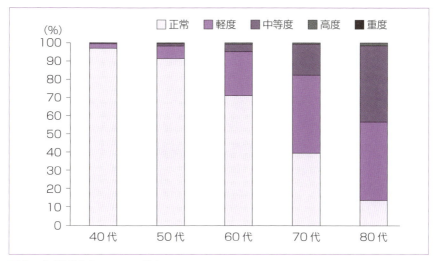

図❶ 年代別聴力レベルの分布
補聴器装用が推奨される中等度以上の難聴者は，60代で約5%，70代で約17%，80代で約43%であった．

表❶ 耳鼻咽喉科初診患者の年代別主訴

	壮年期以下 （44歳以下）	中年期 （45〜64歳）	前期高年期 （65〜74歳）	後期高年期 （75歳以上）
第1位	咽喉頭痛	めまい	めまい	難聴
第2位	めまい	難聴	難聴	めまい
第3位	咽喉頭異常感	咽喉頭異常感	耳鳴	音声障害

（文献1より改変引用）

十分聞き取れても，とくに騒音下での会話や，複数人での会話が苦手となってくる．

> **POINT**
> ● 難聴は老年症候群のなかで，最も頻度が高い．
> ● 治療可能な伝音難聴を見逃してはいけない．

難聴の治療と管理

　加齢性難聴は感音難聴だが，そこへ伝音難聴を合併する場合がある．耳垢栓塞，鼓膜穿孔，滲出性中耳炎などによる伝音難聴は加療による聴力改善が見込める．耳垢栓塞は頻度が高く，われわれの調査ではもの忘れ外来初診患者の約7％に合併を認めた[2]．耳垢栓塞による聴力損失は40 dBに及ぶ場合もあり，耳垢栓塞を除去すればただちにこの聴力損失は治るため，見逃してはならない．鼓膜穿孔に対する鼓膜形成術は，穿孔が大きくなければ日帰りで手術が可能であり，全身への負担も非常に少ない．高齢者の滲出性中耳炎もしばしばみられ，鼓膜穿刺などの処置をおこなえば聴力は改善する．慢性中耳炎などの手術加療についても適応の有無について検討する必要がある．そのため，難聴が疑われたら，一度は専門医を受診する必要がある．その後も中等度以上の難聴があった場合は定期受診を続けることが望ましい．

　加療による聴力改善がむずかしく，純音聴力検査で0.5，1，2，4 kHzの4周波数平均聴力がよいほうの耳で40 dBを超える場合では，補聴器の装用を考える．耳鳴が強い場合にはそれよりもよい聴力であっても補聴器の試聴を勧める．補聴器は両耳装用のほうが片耳装用よりも聞き取りがよくなるはずだが，高齢者では騒音下において両耳よりもむしろ片耳装用で明瞭度がよい場合がある[3)4)]．また，視力低下や指の巧緻性低下などにより補聴器装用，電池交換，ボリューム操作が困難な場合がある．さらに，弁別能が悪い患者では，補聴器による効果が限定的で，ある程度有効ではあっても本人の期待するレベルには達しないことから，装用を諦めてしまったり，高価な補聴器を

多職種の視点　高齢者の聴力検査

高齢者は聴力検査時のボタン応答が不安定なことや応答までにかなりの時間を要することがある．そういった場合は検査音の呈示時間を普段よりも長めにし，必ずボタン応答と口頭のダブルで確認するようにしている．とくに認知機能低下が疑われる方は注意散漫なことが多くあり，あえて左右交互に検査音を出すことや常時声かけをおこないながら対応している．マスキングが望ましい場合も，マスキングをすることでより一層注意がそれてしまい正しく反応できなくなる場合も少なくないため，80歳以上の方にはマスキングなしで対応することが多い．（言語聴覚士・伊藤恵里奈）

表❷ 「言葉を聞き取れない」難聴高齢者における対応と対策

本人に対して	・聴力の現状，補聴器の効果について理解してもらう ・話を聞くときは相手の顔，特に口元をみる ・聞き取れなかった場合はきちんと聞き直す
介護者に対して	・聴力の現状，補聴器の効果について理解してもらう ・ゆっくりはっきり口元をみせながら話す 　（聞こえないからといって耳元でどならない）
環境	・テレビやラジオなどは消して話をする ・テーブルクロスやカーテンなどで音の反響を抑える
他の手段	・筆談，文字盤などの利用

次から次へと買い求めたりすることがある．そのため，十分な試聴をおこなってから機種と片耳・両耳装用かを決定して購入するべきである．補聴器装用・非装用での音場閾値検査・語音検査をおこない補聴器が適合していても「言葉を聞き取れない」患者には十分なカウンセリングや家族をはじめとした介護者の理解，環境への配慮，聴覚以外のコミュニケーション手段の考慮も必要である．表❷にその場合の留意点をまとめた．補聴器による効果と，補聴器装用による本人や介護者の負担を考慮して，見送り，装用中止の判断をする必要もある．

難聴とフレイルの関連

難聴は認知機能と深く関連しており，近年認知症の危険因子の一つとしても注目されている[5)6)]．難聴は社会的孤立や抑うつ，ADL低下にも影響はするが，認知機能に対しての影響が最も大きいと考えられる．また，難聴高齢者を診たときに，フレイルでないかどうか，難聴以外に介入要素はないか，という視点を持つことが重要である．メニエール病などは言うに及ばず，めま

POINT
● 中等度以上の難聴者では補聴器装用が推奨される．
● 補聴器は十分な試聴を行ってから購入する．

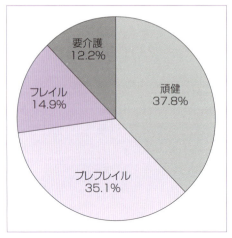

図❷ 補聴器外来初診患者(74例)のフレイルの割合
基本チェックリスト8点以上をフレイル，4〜7点をプレフレイルとして施行．

いの既往歴がなくても難聴者では平衡機能も低下しやすい．難聴とふらつきがあり，閉じこもりがちの高齢者では必要な支援が受けられるように配慮する．

　国立長寿医療研究センターの補聴器外来へは高齢の難聴者が大勢受診する．補聴器外来初診患者74名に対して基本チェックリストを施行した結果，基本チェックリストが8点以上をフレイル，4〜7点をプレフレイルとすると，37.8％が頑健，35.1％がプレフレイル，14.9％がフレイルであり，12.2％が要介護状態であった（図❷）．補聴器装用を契機に，外出頻度が多くなり，フレイルから頑健になった難聴高齢者もいないことはないが，そのような単純明快な例は珍しい．通常は難聴だけでなく，ふらつきがあり，少しずつ足腰も弱り，認知機能も衰えを見せはじめ，将来への不安や抑うつ的な感情を抱えている．補聴器装用が認知機能低下を抑制する可能性が報告されつつあるが[7)8)]，補聴器装用は人工的な機器を耳につける不自然な行為であり，本来であれば避けたいことであるのは間違いがない．難聴高齢者のそのような気持ちに寄り添いながら，聴覚コミュニケーションをできる限り楽しむ生活を続けられるようにサポートをしたいものである．　　　　　　　　　（杉浦 彩子）

POINT
● 難聴者では平衡機能も低下しやすいため平衡機能についても評価する．
● 補聴器の効果は限定的な場合もあり，周囲の配慮が必要．

Referances

1) 杉浦彩子ほか：高齢者診療の臨床背景—国立長寿医療センター耳鼻咽喉科外来での統計から．日本耳鼻咽喉科学会会報 **112**：534-539，2009
2) Sugiura S et al：Effect of cerumen impaction on hearing and cognitive functions in Japanese older adults with cognitive impairment. *Geriatr Gerontol Int* **14**（Suppl 2）：56-61, 2014
3) McArdle RA et al：Are two ears not better than one? *J Am Acad Audiol* **23**：171-181, 2012
4) Walden TC et al：Unilateral versus bilateral amplification for adults with impaired hearing. *J Am Acad Audiol* **16**：574-584, 2005
5) Livingston G et al：Dementia prevention, intervention, and care. *Lancet* **390**：2673-2734, 2017
6) 杉浦彩子ほか：難聴と認知症．*Geriat Med* **52**：781-784，2014
7) Amieva H et al：Self-Reported Hearing Loss, Hearing Aids, and Cognitive Decline in Elderly Adults：A 25-Year Study. *J Am Geriatr Soc* **63**：2099-2104, 2015
8) Dawes P et al：Hearing loss and cognition：the role of hearing AIDS, social isolation and depression. *PLOS ONE* **10**：e0119616, 2015

2　耳鳴の治療とフレイル

　耳鳴とは「外部の音がないのに音の知覚を生じる現象」であり，そのほとんどが患者自身のみ症状を自覚する自覚的耳鳴である．現状では自覚的耳鳴を消失させる治療は確立されていない．日常診療においては，耳鳴により何らかの心理的苦痛や生活障害を伴った場合に医療機関を受診することがほとんどのため，耳鳴による心理的苦痛や生活障害を軽減させる治療がメインとなっている．

基本的な治療と管理

　実臨床においては，まず耳鳴による心理的苦痛や生活障害を直接的かつ効率的に把握するために，「耳鳴があることで一番困っていることは何ですか？」という問診をおこなう．患者が最初に訴えた答えが，患者にとって最も重要な問題（苦痛・生活障害）ということになる．その内容は多少の表現の違いがあるものの，「病気の心配」「いらいら・怒り」「不安」「抑うつ」「集中力低下」「睡眠障害」「社会活動不可」「難聴（聞き取りづらさ）」に集約される[1]（図❶）．問診・評価によって治療の対象を明らかにした後に，治療をおこなう．現在おこなわれているおもな方法は，①耳鳴の説明（カウンセリング），②音響療法である．

1. 耳鳴の説明（カウンセリング）

　すべての耳鳴患者に対して必ずおこなう．説明の内容は，①器質的疾患の有無，②耳鳴発生のメカニズムと音響療法の意義，③耳鳴悪化のメカニズム，④治療とその意味，⑤経過・予後である．イラストなどを用いて，高齢者にもわかりやすく説明する．

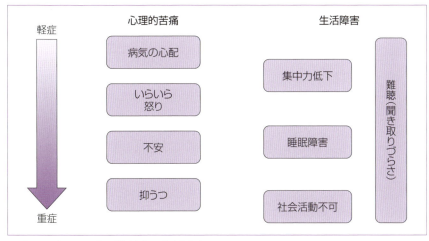

図❶　耳鳴による心理的苦痛・生活障害

2. 音響療法

　純音聴力検査にて難聴があり，かつ難聴による不自由を自覚している場合や，耳鳴による生活障害が難聴（聞き取りづらさ）の場合は補聴器による音響療法のよい適応である．補聴器の調整については，基本的に難聴患者に対しておこなう方法と同じでよい．当科では初期調整期間を3ヵ月間として，その間補聴器は常時装用（起床時から就寝時まで）しながらなるべく頻回に調整をおこなう方法をとっている[2]．

3. 在宅でおこなう音響療法

　純音聴力検査にて難聴がない場合，家庭でできる音響療法を指導する．基本となるコンセプトは，「耳鳴が際立つような静かな環境を避け，音の豊富な環境を作ること」である．使用する音源はテレビ，ラジオ，音楽，FMラジオの雑音（ホワイトノイズ）や自然音が収録されているようなCDなど，患者が好むものでよい．音量は耳鳴が少し聞こえる程度の小さな音を指示する．

> **POINT**
> - 耳鳴の治療の柱は，耳鳴の説明（カウンセリング）と音響療法である．
> - 純音聴力検査で難聴がない場合，家庭でできる音響療法を指導する．

耳鳴とフレイル／高齢耳鳴患者の特徴と注意点

　耳鳴とフレイルの関係を考えてみると，耳鳴は直接的にフレイルに関係していないが，耳鳴と密接に関係している難聴と抑うつを通じて間接的に関係していると思われる．

　難聴とフレイルの関係については前稿に譲るが，高齢になればなるほど難聴の有病率は上がるため，耳鳴患者も高齢になるほど難聴の割合は高くなる．当科症例では耳鳴主訴で受診した症例の約半数は難聴を自覚している．「耳鳴のせいで聞きづらくて困っている」と訴える患者は耳鳴主訴の難聴患者であり，この患者は補聴器による音響療法のよい適応である．まずは聞こえづらいのは耳鳴のせいではなく難聴のせいであることを理解してもらい，補聴器装用を検討してもらう．

　また，耳鳴患者にうつ病が合併することはよく知られており，重症耳鳴患者の約半数にうつ傾向がある[3]．フレイルの虚弱サイクルにおいて活動性の低下は抑うつと関係しており，高齢耳鳴患者においては，耳鳴が抑うつを悪化させる，もしくはフレイルによる抑うつが耳鳴を悪化させている可能性がある．すなわち，耳鳴・抑うつ・フレイルの悪循環が形成されていると思われる．うつ病患者には自殺企図の可能性もあるため，抑うつの有無を評価することは重要となる．「耳鳴のせいで気分が落ち込み，通常の生活が営めない」ことが問題の患者は抑うつ状態の可能性が高く，専門科（精神神経科や心療内科）受診を勧める．

（新田 清一）

POINT
- 「耳鳴で聞き取りづらい」患者は耳鳴主訴の難聴患者で，補聴器のよい適応である．
- 高齢耳鳴患者に対しては，難聴や抑うつの合併を念頭に置いて診療する．

References

1) 新田清一ほか：耳鳴患者の心理状態・生活状況に関する検討. Audiol Jpn 48：617-622, 2005
2) 新田清一ほか：ゼロから始める補聴器診療. 中外医学社, 東京, 2016
3) 新田清一ほか：耳鳴と心身医学. MB ENT 186：62-68, 2015

多職種の視点　耳鳴患者への留意点

耳鳴治療においては患者の耳鳴に対する正しい理解が最も重要である．言語聴覚士は医師の説明を患者が理解しているかを確認して，理解不十分の場合は医師の説明を補う．高齢耳鳴患者は，理解力の低下や難聴に伴う語音明瞭度（ことばを聞き取る力）の低下が懸念される．患者への説明の際には，①短く端的に表現する，②ゆっくりはっきり話しかける，ことに留意している．また，理解が不十分になる可能性を考慮して，患者のみならず家族の同席もお願いするようにしている．（言語聴覚士・鈴木大介）

3 めまいの治療とフレイル

　加齢性平衡障害（presby-ataxia）は，めまい症状が直接的に高齢者のQOLに影響するだけでなく，転倒-骨折-寝たきり-認知症という負のスパイラルの出発点となり，健康寿命を考えるうえでも最重要課題の1つである．ここでは，高齢者のめまいについて，病態や基本的な治療と管理の考え方，健康寿命との関連などを考察する．

高齢者めまいの病態

　末梢前庭器において，前庭耳石器は直線（重力）加速度を，半規管は回転加速度を感受する．それぞれの部位に急性障害が加わると，患者はぐらっと傾いたり，ぐるぐる回ったりのめまい症状，それに引き続く悪心・嘔吐などの自律神経症状を訴える．したがって，高齢者に生じたメニエール病や前庭神経炎などの急性末梢前庭疾患に対する治療は，補液など脱水に注意しつつ急性期対症治療につとめ，障害部位を検査で同定し，診断基準に従って下した診断に対する原因治療をおこなう．しかしながら，高齢者めまいの末梢前庭器に生じる病態は，そのほとんどが良性発作性頭位めまい症（benign paroxysmal positional vertigo：BPPV）を含めた加齢性平衡障害（presby-ataxia）に由来すると考えられる（図❶）．

　Presby-ataxiaの分類を図❷に示す．Presby-ataxiaは加齢性末梢前庭障害と加齢性中枢前庭障害に分けられ，加齢性末梢前庭障害はさらに加齢性半規管障害と加齢性耳石器障害に分けられる．

　加齢性半規管障害は，年々徐々に生じる半規管有毛細胞数の減少に伴って緩徐に進行する．左右の前庭神経系の活動性の不均衡は，加齢に応じて代償性に調節されれば臨床上問題とならないが，代償不全に陥ると誘発性の持続的浮動感によりQOLが著しく低下する．このように，加齢性半規管障害には

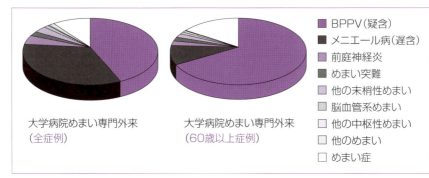

図❶ 奈良県立医科大学附属病院めまいセンターにおけるめまい疾患統計（2014年5月から2018年4月まで）

左円グラフがめまい患者全体，右円グラフが60歳以上の高齢めまい患者における疾患統計を示す．良性発作性頭位めまい症（BPPV）およびめまい症の大部分を加齢性平衡障害と捉えると，全体では50％程度であるが60歳以上では80％以上に達する．疑含：疑い例を含む，遅含：遅発性内リンパ水腫を含む．

急性という概念はなく，慢性加齢性半規管障害のみと考えられる．

　加齢性耳石器障害も，年々徐々に生じる耳石器有毛細胞数の減少に伴って進み，耳石器機能低下に由来する浮動感は徐々に現れる．半規管と同様，前庭代償が首尾よく進めば臨床上問題とならないが，代償不全に陥ると誘発性の持続的浮動感によりQOLが著しく低下する．これを慢性加齢性耳石器障害と分類する．

　一方，高齢者は急性に生じる平衡失調で，転倒-骨折のリスクがより一層高まると考えられる．この急性平衡失調の主たる原因は，加齢性耳石器障害で耳石の易剝離性が増加し，半規管に迷入した結果生じる，BPPVであると推察される．これを急性加齢性耳石器障害と分類する．剝離迷入耳石の半規管内自然消退や頭位治療による元の場所への置換により治癒するが，頻繁に再発すればQOLが著しく低下する．

POINT
- 高齢者めまいの末梢前庭器に生じる病態の多くは，良性発作性頭位めまい症（BPPV）を含めた加齢性平衡障害（presby-ataxia）に由来する（図❶）．

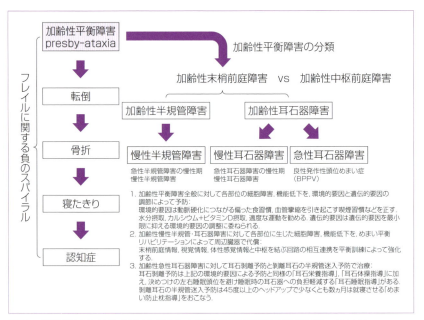

図❷　超高齢社会の負のスパイラルと加齢性平衡障害の診療アルゴリズム
2025年に向けて超高齢社会を迎えるにあたり，加齢性平衡障害（presby-ataxia）という分野は転倒-骨折-寝たきり-認知症という負のスパイラルの出発点であり，フレイル予防を考える際の最重要項目の1つとなる．

基本的な治療と管理

　高齢者めまいの治療を系統立てて考えるには，presby-ataxiaの分類に従うと理解しやすい（図❷）．基本的な考え方として，加齢性末梢前庭障害および加齢性中枢前庭障害において，それぞれの加齢による細胞障害，機能低下に対する治療法は存在せず，環境的要因にもとづき予防に徹する．それが叶わなかった場合，それぞれの加齢による細胞障害，機能低下を抱えたまま，相互連携を強化するめまい平衡リハビリテーションを指導することになる．

　加齢性末梢前庭障害は加齢性半規管障害と加齢性耳石器障害に分けられ，慢性的な半規管障害，耳石器障害および上・下前庭神経障害が体動時の誘発性浮動感，持続性浮動感を生み出す場合，末梢前庭情報と視覚，体性感覚情報との相互連携を強化するめまい平衡リハビリテーションを指導する．各施

設においてさまざまなリハビリテーション方式が報告されているが[1)~3)]，過去の報告をレビューした論文によると，どの方式を採っても治療成績に有意差はなかった[4)]．単純かつ合理的に視覚，体性感覚情報を取り入れることができ，状況に応じて内容をステップアップさせることができる「まほろば式」[5)]については，別稿に詳述されており参照いただきたい（p.90参照）．

　高齢者の転倒を考えたとき，急性平衡失調がそのリスクを高めることはいうまでもない．加齢による急性半規管障害は考えにくく，あったとしてもその原因は年齢とは無関係な内耳疾患によるものであろう．一方，加齢による急性耳石器障害は大いにありうることで，卵形嚢耳石の易剝離性が増大し三半規管に迷入した結果生じる，BPPVに他ならない．BPPVの診断と治療は，日本めまい平衡医学会2009年のガイドラインにより確立されている[6)]．観察される眼振の種類を根拠に，剝離した耳石が迷入したと推定される半規管を同定し，剝離耳石を迷入半規管から卵形嚢に戻すエプリー法，レンパート法を代表とする頭位治療をおこなう．それが功を奏さない場合も，半規管迷入耳石が自然に消退すると考えられる約1ヵ月間を，点滴や内服での対症治療で経過観察する[7)]．

　しかしながら，加齢によりとくに女性において，BPPVの再発頻度，症状遷延の増悪がみられる．このような難治例に対する系統立てた治療アルゴリズムは，今ひとつ浸透しているとはいえない．難治例に対する治療の考え方は，単純に①耳石剝離予防と②剝離耳石の半規管迷入予防の2つに尽きる．①に対しては動脈硬化につながる偏った食習慣，血管攣縮を引き起こす喫煙習慣などを正し，水分摂取，カルシウム＋ビタミンD摂取を勧める「耳石栄養指導」，耳石器の血流改善および機能活性化を促す「耳石体操指導」，決めつけの左右睡眠頭位を避け睡眠時の耳石器への負担軽減する「耳石睡眠指

> **POINT**
> - 加齢性平衡障害の治療は，内耳や中枢の機能低下に脳を慣らす，めまい平衡リハビリテーションが中心となる．
> - BPPVに限れば，急性期には頭位治療（エプリー法，レンパート法）と対症治療（点滴，内服），慢性期には耳石剝離予防（耳石栄養指導，耳石体操指導，耳石睡眠指導）と半規管迷入予防（めまい防止枕指導）をおこなう（図❸）．

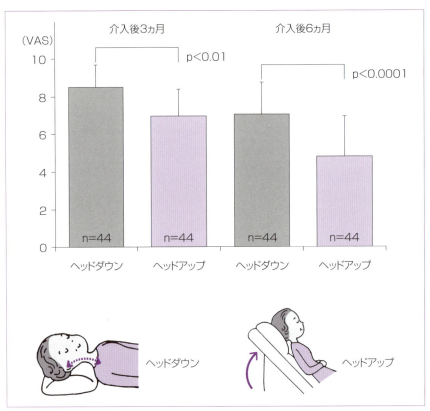

図❸ 「めまい防止枕指導」による自覚的めまい症状（VAS）の改善効果
ヘッドアップによる就寝姿勢を指導した群，現行もしくはヘッドダウンでの就寝を指導した群に分けて経過観察したところ，ヘッドアップ群における自覚的めまい症状の改善は3ヵ月目から有意差を示し，6ヵ月目にはVASスケールで治療前の約半分にまで回復した．

（文献8より引用）

導」がある．②に対しては就寝時の頭位が低ければ剥離耳石が半規管に迷入しやすいことから，45度以上のヘッドアップで少なくとも数ヵ月は就寝させる「めまい防止枕指導」をおこなう[8]．すでに半規管に迷入している耳石は自然消退し，新たに剥離耳石が半規管に迷入しないので完治する，というコンセプトである．実際に「めまい防止枕指導」による治療効果は，無作為化比較試験による自覚的めまい症状の改善によって証明されている（図❸）．指導の際，頸部や腰部に負担がかからないよう注意する必要がある．

高齢者のめまいと健康寿命

　2025年に向けて超高齢社会を迎えるにあたり，presby-ataxiaという分野は転倒-骨折-寝たきり-認知症という負のスパイラルの出発点となるため，健康寿命，医療経済を考えるうえでも解決すべき最重要課題の一つとなる（図❷）．現在，フレイル予防という観点から，認知症予防，骨の強化，筋肉の強化に臨床研究の主眼が置かれている．どの項目も非常に重要ではあるが，presby-ataxia-転倒-骨折-寝たきり-認知症という負のスパイラルという観点からは，すべて末梢に位置する取り組みである．

　健康寿命を考えるときにはまずフレイル予防を考えることになり，フレイル予防を考えるときにはまずpresby-ataxiaの予防を考えることになる．Presby-ataxiaの予防を考える場合，加齢による末梢前庭器の細胞数減少，細胞変性，機能低下の予防と中枢前庭系，視覚情報，体性感覚情報との相互連携能の低下の予防を考えることになる．加齢による末梢前庭器の細胞数減少，細胞変性，機能低下は，環境的要因と遺伝的要因から影響を受ける．PART1「平衡機能の加齢性変化」のセクションの「加齢変化の背景因子」（p.9参照）で述べたように，環境的要因は生活習慣の改善である程度対応可能と考える．動脈硬化につながる偏った食習慣，血管攣縮を引き起こす喫煙習慣などを正し，水分摂取，カルシウム＋ビタミンD摂取を勧めるとともに，適度な運動は末梢前庭系の血流改善にもよく，末梢前庭情報，視覚情報，体性感覚情報と中枢前庭系との相互連携を増強させるために勧められる．一方，遺伝的要因も，iPS細胞による臓器再生が確立していない今日，結局は遺伝的要因による細胞障害，機能低下を最小限に抑える環境的要因の調整に委ねられることになる．

（北原　糺）

POINT

● 加齢性平衡障害（presby-ataxia）は，それに引き続く転倒，骨折，寝たきり，認知症といった超高齢社会の負のスパイラルの出発点になることを意識する（図❷）．

References

1) Cawthorne T：Vestibular injuries. *Proc Roy Soc Med* **39**：270-273, 1946
2) 藤野明人ほか：末梢前庭性めまいに対するリハビリテーション法：北里大学神経耳科方式．*Equilibrium Res* **48**：325-331，1989
3) 宮田英雄ほか：めまい・平衡障害例のリハビリテーション：平衡訓練を中心として．耳鼻咽喉科展望 **40**：510-517，1997
4) Hillier S et al：Is vestibular rehabilitation effective in improving dizziness and function after unilateral peripheral vestibular hypofunction? An abridged version of a Cochrane Review. *Eur J Phys Rehabil Med* **52**：541-556, 2016
5) 伊藤妙子ほか：当科におけるめまい平衡リハビリテーションの実践―まほろば式―．*Equilibrium Res* **77**：549-556，2018
6) 日本めまい平衡医学会診断基準化委員会編：良性発作性頭位めまい症診療ガイドライン（医師用）．*Equilibrium Res* **68**：218-225，2009
7) Imai T et al：Natural course of the remission of vertigo in patients with benign paroxysmal positional vertigo. *Neurology* **64**：920-921, 2005
8) 堀中昭良ほか：良性発作性頭位めまい症に対する就寝姿勢による治療効果の検討．第80回耳鼻咽喉科臨床学会総会・学術講演会抄録集
http://www.gakkai.co.jp/porl80/program.pdf

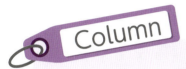

気象の変化と内耳機能

　めまいと気象に関するものでは，メニエール病との関連が最も多く報告されている．メニエール病の発作は，肉体的疲労・精神的緊張・睡眠不足などから，全身的に自律神経失調状態が起こりやすい状態になったとき，何らかの内耳素因を持つ人に起こる内耳機能の失調状態とされる．

　気象の変化が，このようなメニエール病発作に関与する可能性は2つ考えられる．その1つは，肉体的疲労とならんで，気象変化が全身的なストレスの1つとして働く場合，もう1つは内耳そのものに働く場合で，たとえば気圧の変動が中耳を介して内耳に圧変化を与え，また寒さが内耳を低温にすることにより，失調を起こしやすい状態を作り，発作を誘発するというものである．

　そこでメニエール病と突発性難聴の発症と気象について調査をおこなった．すると，メニエール病の発症は寒冷前線通過当日または通過直後に多発することが確認され，突発性難聴では発症と前線通過との関係が希薄であった．気象とメニエール病発症では，メニエール病発症が気温の急激に低下する前線通過後だけではなく，気温が上昇状態にある前線接近中にもある程度の集積性が見られたことから，前線通過による気象変化自体がストレスとなって発症している可能性が高いことが示された．

　結論として，メニエール病の発症は寒冷前線の影響を受けること，また気象変化により一時的な内耳機能の失調状態が起こることが明らかにされた．

（藤田信哉）

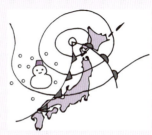

4 その他の症状・合併例と対応

　耳鼻咽喉科を受診する高齢者の疾患において，難聴，耳鳴，めまいの他で比較的頻繁に遭遇するのは耳垢栓塞である．また，耳管開放症や耳管狭窄症などの耳管機能低下，聴覚異常感を訴える患者もいる．高齢者では認知機能低下，フレイル・ロコモ・サルコペニアなどの合併もあり，医療スタッフは，その対策・予防について共有しておく必要がある．

高齢者の耳垢栓塞

　耳垢栓塞とは耳垢が固まって外耳道を狭窄または閉鎖した状態であり（図❶）[1]，外耳道上皮の生理的移動や咀嚼運動とともに外方に移動して自然に生じる場合と，綿棒などで人為的に耳垢を押し込んで生じる場合がある．耳垢は外耳道上皮からの落屑や皮脂腺，耳垢腺の分泌物などが混合して生じた物で[1]，細菌などから外耳道や鼓膜を防御する重要な働きがある．しかし，高齢者では分泌能の低下，外耳道皮膚の機能低下や外耳軟骨の石灰化などで自浄作用が低下することにより，耳垢栓塞の頻度が高くなるとされ，80代では31％にみられるとの報告もある．耳垢栓塞はその形態，程度により数 dB から 40 dB 程度の聴力低下を引き起こし，もともと加齢による軽中等度難聴に加えて，さらに耳垢栓塞の影響により難聴が悪化し，コミュニケーション障害をきたす危険性がある．

　近年，難聴による認知症の発症や認知機能低下の可能性が指摘されている．杉浦らは高齢者の耳垢と認知機能について検討し，耳垢がある群で有意に認知機能が悪いと報告している[2]．また，耳垢除去により有意に認知機能の改善を認めたとの報告もあり，耳垢除去が難聴の改善だけでなく認知機能の改善につながる可能性が示唆されている[3]．また，認知機能低下により清潔への関心や自分の身体機能の変化への関心が低くなり，耳垢栓塞を起こす

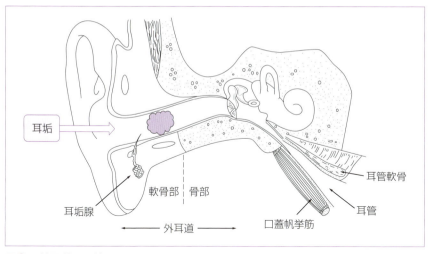

図❶　外耳道と耳管　　　　　　　　　　　　　　　（文献 1 より改変引用）

という側面もある．耳垢栓塞を放置することにより難聴が長期間持続し，周囲とのコミュニケーション能力が低下し，人との関わりを避け，活動量の低下や活動範囲の縮小につながる可能性がある．これらがさらに認知機能を悪化させるという悪循環を形成していると考えられる（図❷）[2]．この点から耳垢栓塞もフレイルの要因になりうると考えられる．

　管理としては，家族や介護者が対応する場合は，外から見える範囲（外耳道入口部から約 1 cm 以内）で耳垢を除去し，綿棒や耳かきを見えないところまで入れないことが大切である．奥まで入れると耳垢を押し込むだけでより悪化させる危険性もあるため，その場合は医療機関を受診するほうが望ましい．長期の耳垢栓塞により難聴だけでなく，外耳道のびらんを伴う例もあり，定期的な処置が必要な場合もある．また，認知症患者においては，耳垢の有無をスクリーニングし，認知機能に対して耳垢の影響がないかを早期に判断し介入することで，フレイル予防につながると考えられる．

> **POINT**
> ● 高齢者では耳垢栓塞をきたしやすく，難聴が認知機能低下につながる可能性もあり，フレイル予防のためにも早期介入が望ましい．

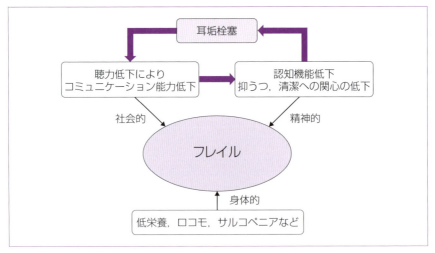

図❷ 耳垢栓塞の悪循環とフレイル （文献2より改変引用）

耳管機能低下，聴覚異常感など

　耳管は鼓室から上咽頭へと通じる管で中耳腔内の圧調節に重要である．しかし，加齢による局所の解剖学的変化に伴い，さまざまな機能障害を引き起こす．耳介軟骨石灰化によるrigidity増加，サルコペニアに伴う口蓋帆挙筋の萎縮や機能低下，耳管腺組織の萎縮などの変化により，耳管は開きにくく閉じにくくなり[4]，耳管開放症や耳管狭窄症が生じる．

　また，加齢に伴い外耳道軟骨の弾力性低下や，顎関節，咬合の変化により外耳道の形状が変化することで受容音の質感に影響が及び，聴覚異常感を生じることもある[5]．これらにより自声強聴や耳閉感をくり返すことで，不快感から発声が妨げられ，重症例では著しいコミュニケーション障害をきたす可能性がある．根本的加療はむずかしいが，生活指導（水分補給や栄養改善など）や内服，局所処置などで一部改善することもあるため，病態を十分に理解し，適切に対応する必要がある．

POINT
- 耳管機能低下では，自分の声が響いて聞こえる自声強聴や耳閉感などを認める．
- 耳管機能低下による諸症状に対しては，生活指導など重症化予防に留意する．

認知機能低下・認知症

　わが国の認知症の有病率は 65 歳以上の高齢者のうち 15％に上ると報告されている．認知症にはいくつかの病型が存在するが，アルツハイマー型認知症，脳血管性認知症，レビー小体型認知症，前頭葉側頭葉変性症がほぼ 9 割を占めるとされる．認知症は認知機能の低下により生活の自立ができなくなり，自己管理能力低下のために併存する疾患の発見が遅れたり，治療を継続的におこなうことが困難な場合も多い．認知症は進行すれば要介護状態になり介護者となる家族の負担が重くなることも問題となっている．診断には，脳病変の存在，認知機能の低下，生活管理能力の低下および精神疾患の除外が要件となっている．認知機能障害を評価する際に有用な評価尺度として，Mini Mental State Examination（MMSE）が臨床および研究において国際的に広く用いられている．検査内容は見当識，言語性記憶，全般性注意・計算，言語機能を用いる検査と図形模写で構成される．わが国では改訂長谷川式簡易知能評価スケールが一般に使用されており，MMSE と高い相関があるとされる．認知機能低下は精神面においてフレイルの一症候とも考えられるようになっており，その機序については炎症や酸化ストレス，低栄養などさまざまな因子が関連していると推測されている．対策としては，運動や栄養的介入により認知機能の改善が報告されており，フレイル予防へとつながる．ま

多職種の視点：入院中のフレイル予防対策

原則として寝たきりやフレイル予防のために，コミュニケーションを多く取り入れるようにしている．その際，難聴があれば外耳道を観察し，耳垢栓塞などの原因がないか確認する．認知症があれば，できるだけ入院前の生活環境にあわせた病室の環境調整や生活リズムを整えて日中は離床を図る．また，経口摂取が進まず，低栄養の場合には，まず効率的に栄養摂取がおこなえるように栄養士と食事調整をおこなう．さらに，サルコペニアの患者さんには，理学療法士や作業療法士らとも連携を取り，実際に可能な動作を的確に把握し，転倒予防も含めて個々の状態に応じた日常生活が実施できるように支援する．具体的には食事は食堂で，洗面は洗面所で，排泄はトイレでおこなうなど，ベッドサイドから離れて生活できるように支援する．ときには病棟行事などのリクレーションへの参加を促し，積極的に社会活動を勧めることで総合的にフレイルの予防に努めている．

（独立行政法人国立病院機構京都医療センター　看護師・宇治本彩，中村寛子）

た，認知症でロコモやサルコペニアを合併した場合には転倒のリスクがさらに高まるため，転倒予防への配慮が重要となる．リスク評価を適切におこない，環境整備やバランストレーニングなどとともに処方薬剤の見直しなど，職種を問わず広く認識し，早期に介入する必要がある．

ロコモ，サルコペニアなど

近年，高齢化に伴い不自由な体の状態で社会生活を送る高齢者が増加している．そこで，健康寿命延伸への取り組みを促すために，2007年に日本整形外科学会が，運動器（骨，軟骨，筋肉など）の障害による移動機能低下をロコモティブシンドローム（運動器症候群；ロコモ）と提唱した．ロコモはフレイルの身体的側面と深く関与し，進行すると要介護となるリスクが高いが，早期に発見して予防治療を講じることで回復する可能性がある．サルコペニアは，ロコモの基礎疾患の中で，加齢に伴い筋肉が減少する病態で，進行すると転倒，活動低下が生じ，要介護に陥る可能性が高くなる．診断基準としては，握力もしくは歩行速度の低下，および筋肉量の減少を認める場合[6]とされており，身体的フレイルの一要素を担っている．対策としては，アミノ酸などを中心とした栄養療法と運動療法が有効とされており[7]，多職種により早期に介入し，サルコペニアの改善を図ることがフレイルの予防につながると考えられる．

（森田 真美，田浦 晶子）

POINT
● 認知症やロコモ，サルコペニアなどの合併症がある場合には，多職種による早期介入で進行の予防に努める．

References

1) 野村恭也ほか：耳科学アトラス―形態と計測値―第3版．シュプリンガージャパン，東京，2008
2) 杉浦彩子ほか：高齢者の耳垢の頻度と認知機能，聴力との関連．日本老年医学会雑誌 **49**：325-329，2012
3) Sugiura S et al：Effect of cerumen impaction on hearing and cognitive function in Japanese older

adults with cognitive impairment. *Geriatr Gerontol Int* **14** Suppl 2：56-61, 2014
4) 山口展正：加齢による（高齢者の）耳管機能障害．山岨達也編：ENT 臨床フロンティア　子供を診る・高齢者を診る―耳鼻咽喉科外来診療マニュアル―，中山書店，東京，2014，pp.271-278
5) 内田育恵：高齢者の聴覚異常感．*MB ENT* **188**：60-65，2016
6) Chen LK *et al*：Sarcopenia in Asia：consensus report of the Asian Working Group for Sarcopenia. *J Am Med Dir Assoc* **15**：95-101, 2014
7) 葛谷雅文：超高齢社会におけるサルコペニアとフレイル．日本内科学会雑誌 **104**：2602-2607, 2015

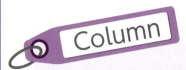

2025年問題と聴平衡覚障害

　約800万人といわれる団塊の世代が後期高齢者（75歳以上）に到達するのが2025年である．2025年には全人口の4人に1人，約2,200万人が後期高齢者の超高齢社会となる．社会の超高齢化に伴い，認知症に罹患する高齢者の増加，高齢者世帯の増加などが社会問題となり，医療費の増大や医療や介護に従事するマンパワー不足が医療側の大きな問題となってくる．

　めまい・平衡障害は高齢者に高頻度で認められ，65歳以上で約30％，85歳以上では約50％が体平衡の異常を訴えている．高齢者のめまい・平衡障害は，転倒やそれに伴う骨折のリスクを増大させる．骨折や転倒による長期臥床は歩行機能だけでなく認知機能も衰弱させ，高齢者が要介護となる主な原因の1つである．体平衡は，内耳からの平衡覚情報，眼からの視覚情報，深部受容器からの体性感覚情報が中枢神経系で統合され，外眼筋や四肢体幹の筋肉に出力されて維持されている．とくに，末梢および中枢前庭機能の加齢性低下から生じるめまい・平衡障害は加齢性平衡障害（presbyataxia）と呼ばれている．加齢性平衡障害に対しては，残存平衡覚情報による平衡代償の促進に加えて，視覚・体性感覚情報の活用を目的とした平衡リハがおこなわれ，その有効性が示されている．加齢による筋肉量の減少であるサルコペニアへの対策も，高齢者の平衡障害に有効である．

　難聴も高齢者に高頻度で認められ，加齢性難聴（presbycusis）と呼ばれる．中等度難聴以上の難聴は，70代では10〜20％，80代では30〜40％に認められる．難聴があると認知症の発症リスクが高まることが知られている．一方，難聴のある高齢者に補聴器を装用すると認知機能が維持，改善されることから，認知症予防効果があるといわれている．高齢者のめまい・平衡障害や難聴に対する予防や対策は，超高齢社会における健康寿命の延伸につながると期待される．

（武田憲昭）

PART 4

生活支援に根ざした介入

1 高齢者とのコミュニケーション

　日常診療において良好な医師患者関係を築くことは，最も重要なことである．一般的に医師の経験年数が長いと特殊なトレーニングがなくとも，コミュニケーション技術は上達すると思われがちであるが，卒業後の臨床研修の年次が上がるにつれて経時的に低下する[1]．医師・看護師のコミュニケーション技術は，教育によって向上する[1)2)]が，トレーニング終了後徐々に低下する[1]ことが知られているため，定期的なフォローアップが必要である[3]．

　超高齢社会を迎え，加齢によって認知機能が低下する高齢者が増加している．さらに聴平衡覚機能障害がある場合には，コミュニケーションの際にいくつかの注意点がある．しかし，その基本は高齢者とのコミュニケーションにおける普遍的な方法である．ユマニチュード（Humanitude）は，フランスでケアをおこなった経験から生み出した技術を「ケアする人とは何か」という哲学の下に統合させた包括的なケア技法であるが[4)5)]，日常臨床にも参考になる点が多い．ここではこのユマニチュードの技法を紹介する．

▊ 日常診療でも意識したいユマニチュードの技法

　聴平衡覚機能障害は人とのコミュニケーションに支障をきたし，高齢になるほど抑うつや不安などの気分状態を伴うと考えられる．実際に難聴はうつ病や認知機能障害のリスク因子となることが報告されている．そのため，コミュニケーションは音声のみに依存するのではなく，視覚，触覚など他の感覚器を含めたコミュニケーションが重要である．

　ここで紹介するユマニチュードの技法において最も重要なことは「あなたは大切な存在である」と伝え続けることである．ケアをおこなう人間がどんなに優しい気持ちであってもケアを受け取る側に受け取ってもらえなければ意味がない．この気持ちを届けるための具体的な技術が必要となる．これが

表❶ 言語/非言語コミュニケーションの違い

言語コミュニケーション	非言語コミュニケーション
single modal（コミュニケーション・モードが単一）	multi-modal（同時に複数のモードの関与が可能）
意識的に自己制御可能	無意識下でおこなわれ，自己制御が及ばない意思の表出が起こる
感情より認知機能が優先される	「沈黙」のなかでも進行し，コミュニケーションの態度・感情・効果に最も関与する

　ユマニチュードの4つの柱「見る」「話す」「触れる」「立位援助」である[6]．このうち立位補助を除く3つの項目は日常診療でも意識すべき項目である．人のすべての行動には，言語的・非言語的なメッセージが含まれている．コミュニケーションで言語の占める割合は7％であり，残りは非言語によるという報告がある．言語的・非言語的メッセージの特徴を表❶に示す．ユマニチュードを用いたケアの実施に当たっては，「あなたはここに存在する」こと，そして「あなたは私にとって大切な存在である」ことを言語的・非言語的メッセージとしてつねに複数の技術を駆使しながら継続的に伝え続ける．

1. 見る —目の高さを揃えて正面から—

　見ることによって相手に伝えるメッセージは，ポジティブとネガティブの2つのイメージに大別できる．相手を「水平」な目の高さで「正面」から「近く」「長く」見ることで相手に与えるメッセージはポジティブな意味をもつ．水平な位置は平等性を，正面からの視線は正直さや信頼性を，顔を近づけることで親密性を，長く見ることで友情・愛情を非言語的に伝えることができる．

2. 話す —低いトーンでゆっくりと—

　声は低めで落ち着いたトーン，前向きな語彙を駆使する言葉の内容に注意する．とくに高齢者の難聴では高音漸傾型の加齢性難聴がみられるため，低いトーンのほうが聞き取りやすい．また，語音弁別能も低下しているため滑舌よく，ゆっくりと話す．この際に「見る」手続きを忘れないようにする．

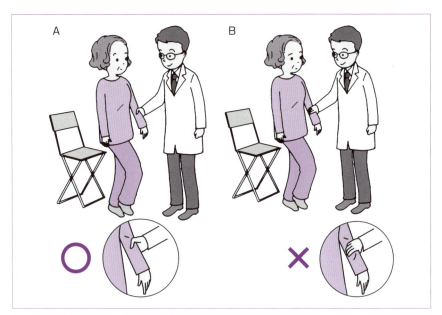

図❶　患者さんの手を支える行為
支える手の出し方によって伝わる感情が異なる．
A　優しさ（ポジティブ）　下から支えると優しさが伝わる．
B　威圧的（ネガティブ）　上方より把持すると威圧感が伝わる．

3. 触れる ―手の添え方も意識する―

　日常診療の中で相手に触れることは日常的におこなわれているが，その触れ方にネガティブなイメージとポジティブなイメージが包含されていることについてはあまり意識されていない．たとえば，患者さんを手で支える行為は，図❶のように2つのメッセージが込められている．平衡障害のある患者さんのふらつきに対して上から手をつかむと威圧的なイメージが，下からそっと手を添えると優しさが伝わる．

> **POINT**
> - あなたは大切な存在であると伝え続けることが最も重要である．
> - 聴覚機能障害の高齢者では，相手の目線と水平に，低いトーンでゆっくりと語りかける．もしもしフォンなどの道具を有効に活用する．

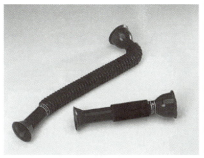 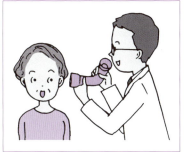

図❷ もしもしフォン
難聴者に対して目を見ながら会話をすることが可能である．

難聴高齢者にもしもしフォンの活用

　聴覚機能障害を有する高齢者とのコミュニケーションに便利な道具を紹介する．聴覚障害者とのコミュニケーションにおいては音声によるコミュニケーションに問題が生じる．耳元で大きな声を出すことはよくおこなわれるが，その場合，大切なアイコンタクトが失われてしまう．そこで，「もしもしフォン」を用いることで，アイコンタクトしながら効率的に音声コミュニケーションを継続することができる（図❷）．

（五島 史行）

References

1) DiMatteo MR：The role of the physician in the emerging health care environment. *West J Med* **168**：328-333, 1998
2) Banerjee SC *et al*：The implementation and evaluation of a communication skills training program for oncology nurses. *Transl Behav Med* **7**：615-623, 2017
3) Brown JB *et al*：Effect of clinician communication skills training on patient satisfaction. A randomized, controlled trial. *Ann Intern Med* **131**：822-829, 1999
4) 本田美和子ほか：ユマニチュード入門．医学書院，東京，2014
5) イヴ・ジネストほか，辻谷真一郎訳：Humanitude 老いと介護の画期的な書．トライアリスト東京，東京，2014
6) 本田美和子：優しさを伝えるケア技術 ユマニチュード．心身医学 **56**：692-697, 2016

2 生活を見直そう

　高齢者にみられる聴平衡覚障害の症状に，難聴，耳鳴，めまいがあげられる．近年，これらの症状の慢性化に脳が深くかかわることが指摘されており，適切な生活指導をおこなうことで症状の改善に寄与する可能性がある．ここでは，聴平衡覚障害を有する高齢者の生活習慣の見直しについて述べる．

内耳と脳の関係（図❶）

　難聴，耳鳴，めまいは内耳疾患の症状であるが，近年，これらの症状の慢性化に脳が深くかかわることが知られるようになった．たとえば難聴になると寡黙になりがちであり，周囲との会話が減少する．耳鳴のために夜は眠れなくなり，眠れないと耳鳴がさらにひどくなると訴える．めまいがあるため動くと吐き気を感じる，だから動かない．そして動くとめまいがさらに悪化する．ところがこれらの反応は脳の勘違い，誤認の可能性がある．たとえば，難聴症例では，周囲との会話が減少し寡黙が認知機能低下につながり，くり返す不眠が脳の過剰反応やうつ傾向・不安を生み，さらに耳鳴が悪化していく．そして動かないことで小脳による前庭代償機能が低下し，いざ動いた時にはめまいが悪化する．このような脳の異常反応は，難聴，耳鳴，めまいのさらなる悪化につながり，聴平衡覚障害の悪循環となる．何らかの改善策を施さない限り悪循環は止まらず，症状は慢性化し難治性となる．

　悪循環を抑えるにはまず，症状に対する誤認である可能性を丁寧に説明し，昼間は活動的によく動いて過ごし，夜は十分な睡眠を取るように指導することが重要である．高齢者は加齢変化による認知機能の低下があるうえ，自分自身が一度認識したことを容易に変えることは困難な場合がある．まずは患者に聴平衡覚障害の悪循環は症状をさらに悪化させることを説明し，生活改善するためへの行動の第一歩を根気よく促す必要がある．

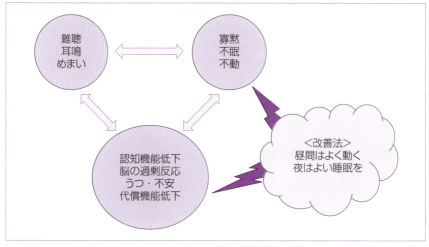

図❶　聴平衡覚障害の悪循環
たとえば難聴になると寡黙になりがちであり，周囲との会話が減少する．耳鳴のため夜は眠れず，眠れないと耳鳴がさらにひどくなると訴える．めまいがあると動かなくなる．そして動くとめまいがさらに悪化する．このような悪循環に，近年，脳が深くかかわることが知られるようになった．

生活改善のポイントとは？（表❶）

1．難聴

　高齢による難聴は徐々に進行するため，気づかないことがある．補聴器が必要であっても，その使用に消極的な高齢者も多い．適切な耳鼻咽喉科診察を受け，熟練した専門家のもとで装着する補聴器は，家族や周囲との会話が増え生活に潤いを与えることを説明したい．近年，独居の高齢者も多く，一日中家から出ずに人と交流をしない場合がある．人との会話が減少することによって認知機能が低下する可能性もあることを説明し，家族と会話する機会が少なければ積極的にコミュニティに参加して人との会話を促す．聞こえるようになるには，人と会話したいという意欲を高めることが重要である．

> **POINT**
> ● 聴平衡覚障害の慢性化に，脳の誤認や過剰反応が深くかかわる可能性がある．
> ● 人との交流や外出が少なく，動かないことが症状の悪化や悪循環につながる．

表❶ 生活改善のポイント

難聴	耳鳴	めまい
● 適切な補聴器使用 ● 積極的に会話を ● 人との交流を	● ラジオをうまく使用 ● 趣味を持つ ● 睡眠改善	● バリアフリー，手すり，杖などを利用 ● 急性期を過ぎたら座位，立位，歩行 ● 頭を振りながら外の動くものを見よう

2. 耳鳴

　耳鳴は苦痛と思っている患者が多い．近年，耳鳴は内耳の疾患であるというよりも，脳が過剰反応を起こしているという考えが持たれるようになった．たとえば，何かに夢中になっているときには耳鳴は気にならないという症例もある．耳鳴から注意を反らすために趣味を持たせることは，症状改善の一方法である．耳鳴が気になりはじめたらラジオをつけ好きな音楽を聴いてみたり，耳鳴に似たような音をしばらく聞いてみるということもひとつの解決策である．また，睡眠を取ることで脳が休まることにより耳鳴が改善する可能性があることを説明し，良質な眠りを取るよう促す．

3. めまい

　平衡機能の低下に加え，高齢者は筋骨や関節の衰えでわずかな障害物でふらつき，転倒しやすくなる．生活環境においては，バリアフリーにしたり手すりなどの平衡補助に頼ることは有益である．一方，それが困難な場合，積極的に杖の使用を勧める．

　動くとめまいがするから動かないという高齢者が多い．じつは高齢になると動かない時間が増え，動かないことがめまいを生む可能性がある．耳石が半規管の一ヵ所に溜まって生じる良性発作性頭位めまい症，自律神経に影響して生じる起立性低血圧，血流動態が悪化して生じる椎骨脳底動脈循環不全症など，動かないことによって疾患につながる可能性がある．まず一度は診察を受け，重篤な疾患ではないと判明した際には，じっとしているのではなく積極的に動いたほうがめまいの改善につながる．

表❷ 睡眠衛生のための指導内容

指導項目	指導内容
定期的な運動	なるべく定期的に運動しましょう．適度な有酸素運動をすれば寝つきやすくなり，睡眠が深くなるでしょう．
寝室環境	快適な就床環境のもとでは，夜中の目覚めは減るでしょう．音対策のためにじゅうたんを敷く，ドアをきっちり閉める，遮光カーテンを用いるなどの対策も手助けとなります．寝室を快適な温度に保ちましょう．暑すぎたり寒すぎたりすれば，睡眠の妨げとなります．
規則正しい食生活	規則正しい食生活をして，空腹のまま寝ないようにしましょう．空腹で寝ると睡眠は妨げられます．睡眠前に軽食（特に炭水化物）をとると睡眠の助けになることがあります．脂っこいものや胃もたれする食べ物を就寝前に摂るのは避けましょう．
就寝前の水分	就寝前に水分を摂りすぎないようにしましょう．夜中のトイレ回数が減ります．脳梗塞や狭心症など血液循環に問題のある方は主治医の指示に従ってください．
就寝前のカフェイン	就寝の4時間前からはカフェインの入ったものは摂らないようにしましょう．カフェインの入った飲料や食べ物（例：日本茶，コーヒー，紅茶，コーラ，チョコレートなど）をとると，寝つきにくくなったり，夜中に目が覚めやすくなったり，睡眠が浅くなったりします．
就寝前のお酒	眠るための飲酒は逆効果です．アルコールを飲むと一時的に寝つきが良くなりますが，徐々に効果は弱まり，夜中に目が覚めやすくなります．深い眠りも減ってしまいます．
就寝前の喫煙	夜は喫煙を避けましょう．ニコチンには精神刺激作用があります．
寝床での考え事	昼間の悩みを寝床に持っていかないようにしましょう．自分の問題に取り組んだり，翌日の行動について計画したりするのは，翌日にしましょう．心配した状態では，寝つくのが難しくなるし，寝ても浅い眠りになってしまいます．

（文献1より引用）

以上のことをまとめると，すべての聴平衡覚機能を高めるようにするには，それぞれに共通した点が3つある．①機能を補助する器具を使う，②昼間はよく動いて，趣味および人と交流を持ち，生活を豊かにする，③夜はよく眠る，である．

表❸ 健康づくりのための睡眠指針2014（厚生労働省）〜睡眠12箇条〜

1. 良い睡眠で，からだもこころも健康に．
2. 適度な運動，しっかり朝食，ねむりとめざめのメリハリを．
3. 良い睡眠は，生活習慣病予防につながります．
4. 睡眠による休養感は，こころの健康に重要です．
5. 年齢や季節に応じて，ひるまの眠気で困らない程度の睡眠を．
6. 良い睡眠のためには，環境づくりも重要です．
7. 若年世代は夜更かし避けて，体内時計のリズムを保つ．
8. 勤労世代の疲労回復・能率アップに，毎日十分な睡眠を．
9. 熟年世代は朝晩メリハリ，ひるまに適度な運動で良い睡眠．
10. 眠くなってから寝床に入り，起きる時刻は遅らせない．
11. いつもと違う睡眠には，要注意．
12. 眠れない，その苦しみをかかえずに，専門家に相談を．

（文献2より引用）

　さて，睡眠に関与するメラトニンホルモンは加齢変化で減少するため，多くの高齢者は不眠に悩まされている．ただちに睡眠薬に頼る前に，睡眠衛生を改善することで不眠の緩和につながることがある（**表❷**）[1]．まずはなぜ患者が眠れないのかについて，追跡する必要がある．

　聴平衡覚機能が低下している高齢者は，家から出ない，人と会話しない，動かない傾向にあり，家にいると，ついつい夕方や夜の時間帯にうたた寝をしてしまう．このような生活を正すだけでも睡眠が改善する可能性がある．**表❸**は厚生労働省が勧める睡眠改善のための12指針である[2]．これらの項目を守ることは睡眠薬に匹敵する効果があるといわれている．患者に指導する前に医療者自身がまずそれらを実践することを勧める．みずから経験し実践することで患者に適切なアドバイスをすることができ，聴平衡覚機能改善につながる可能性があるからである．

（中山　明峰）

POINT
- 積極的に補聴器や杖などの補助器具の活用を検討する．
- 昼間は積極的に動き，人と交流し，夜はよく眠る．

References

1) 厚生労働省科学研究・障害者対策総合研究事業「睡眠薬の適正使用及び減量・中止のための診療ガイドラインに関する研究班」および日本睡眠学会・睡眠薬使用ガイドライン作成ワーキンググループ編：睡眠薬の適正な使用と休薬のための診療ガイドライン−出口を見据えた不眠医療マニュアル−．2013
http://www.jssr.jp/data/pdf/suiminyaku-guideline.pdf
2) 厚生労働省健康局：健康づくりのための睡眠指針 2014.
http://www.mhlw.go.jp/file/06-Seisakujouhou-10900000-Kenkoukyoku/0000047221.pdf

---

多職種の視点 高齢者が陥りやすい睡眠障害の問題とは

高齢者は一般的に眠りが浅くなり中途覚醒（夜中に目が覚める）が増え，さらに早寝早起きとなることも知られている．また，日中に身体を使っての仕事量が減り，基礎代謝量も低下するため，身体が必要とする睡眠量も減少する．しかし，これらの自然現象を理解せず，早い時刻から眠気もないのに床に就き，眠れないと不眠を訴えてくる高齢者がいるのが現状である．改善策として寝る時間を遅くし，太陽の光を浴びながら適度な運動をおこなうことをお勧めしている．（臨床検査技師・安東カヨコバールドワジ）

3 感音難聴の予防対策

難聴は大きく伝音難聴と感音難聴に分類することができる．伝音難聴は音が耳の中に伝わっていく外耳や中耳などの伝音機構に障害があって生じる．代表的なものに慢性中耳炎，耳小骨奇形などがあげられる．一方，感音難聴は伝わってきた音を内耳で電気信号に変換し，中枢に伝えて認識される過程で生じるもので，代表的なものに突発性難聴，騒音性難聴，加齢性難聴などがあげられる．伝音難聴は適切な診断と治療で改善するものがあるが，感音難聴は治療困難なものが多い．ここでは感音難聴を中心とした予防対策について述べる．

感音難聴のリスクファクターを知る

感音難聴の生じる要因はさまざまなものが報告されている．先天性難聴の原因は50〜60％が難聴遺伝子変異，10％が先天性サイトメガロウイルス感染，残りが内耳奇形や原因不明といわれている[1]．後天性の感音難聴はさまざまな複合的要因で生じる場合が多く，それらは遺伝要因と遺伝外要因に分類できる．遺伝要因は原因遺伝子変異が同定できる場合や，家系内に加齢性難聴者が多いなど臨床的に遺伝が疑われるもの（遺伝的素因）が含まれる．遺伝要因は本人や周囲の努力で対応することは困難である．健康維持や予防対策の対象となりうるのは遺伝外要因であり，騒音曝露，喫煙，循環器・代謝系合併症（高血圧，糖尿病，脂質異常症，動脈硬化など），耳毒性薬剤（アミノ配糖体系抗菌薬，白金系抗がん薬，ループ利尿薬など），化学物質（有機溶媒など）の使用などがあげられる（表❶）[2]．

> **POINT**
> ● 感音難聴のリスク因子を知り，日常生活での予防につなげる．

表❶ 難聴の危険因子

遺伝要因 対処がむずかしい	遺伝外要因 対処が可能
● 難聴遺伝子変異 ● 複合遺伝的素因	● 騒音曝露 ● 生活習慣 　喫煙，運動不足， 　高血圧，糖尿病， 　脂質異常症， 　動脈硬化など ● 耳毒性薬剤・物質

感音難聴予防のために日常生活でできること

　先に示した遺伝外要因で，若年層で最も気をつけるべき項目は騒音曝露である．近年，スマートフォンや携帯型音楽プレーヤーの普及でヘッドホンを装着して音楽を聴く機会が増加している．意識しないうちに音量を大きくすることに慣れてしまい，不可逆的な内耳障害を生じてしまう危険性がある．これを防ぐには，①音量は控えめにする（80 dB 以下が好ましい）．②長時間継続して聞かず，耳を休める時間を作る．③高遮音性またはノイズキャンセリング機能のあるヘッドホンを使用する，などの対策が考えられる．職業的に騒音に曝される場合は，耳栓やイヤーマフの使用で耳を保護し，定期的な聴力検査を受ける必要がある．

　少し年齢が進んで注意すべき事項は，生活習慣病対策である．生活習慣病予防は難聴予防に直結している（表❷）．規則正しい生活を心がけ，睡眠を十分に取り，ストレスは可能な範囲で避けることが重要である．禁煙を徹底し，飲酒は控えめにする．食事は栄養のバランスに気をつけて，カロリー控えめとし，糖質や脂質の過剰な摂取は控えるようにする．とくにカロリー制

POINT
● 騒音曝露は不可逆的な内耳障害を生じる危険があり，日常生活では留意する．
● 生活習慣病対策が，加齢性難聴の予防・進行抑制にもきわめて重要となる．

表❷ 加齢性難聴予防にもつながる生活習慣の改善

- 規則正しい生活を心がける．
- 睡眠を十分に取り，ストレスを溜めない．
- 禁煙を徹底し，飲酒は控えめに．
- 栄養のバランスに気をつけ，糖質や脂質の過剰摂取を控える．
- とくにカロリー制限は加齢性難聴の進行を遅らせる可能性が報告されている．

限は加齢性難聴の進行を遅らせることが，動物を用いた研究でも明らかになっている[3]．ただし極端なダイエットは危険を伴うこともあるため，適切なバランスを保つことが大切である．また，運動を習慣づけることも大切である．とくに有酸素運動を持続的におこなうと効果が高い．生活が忙しく運動する時間が取れない方は，職場の最寄り駅から一駅手前で降り職場まで一駅分歩くなどの工夫をする，駅や職場で階段を利用するなどの習慣づけでも効果を上げることができる．

昨今，世界保健機関（WHO）からも難聴への対策は重視され，また難聴が認知症の危険因子となることから，認知症予防の点でも重視されている．生活の工夫である程度は予防が可能であることから，日常を振り返ってもらう機会にしてもらえればと考える．

（石川 浩太郎）

References

1) Morton CC *et al*：Newborn hearing screening-a silent revolution. *N Engl J Med* **354**：2151-2164, 2006
2) 内田育恵：加齢性難聴患者へのアドバイス．日本耳鼻咽喉科学会会報 **116**：1144-1145, 2013
3) Someya S *et al*：Effects of caloric restriction on age-related hearing loss in rodents and rhesus monkeys. *Curr Aging Sci* **3**：20-25, 2010

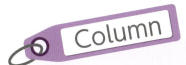

手話は聴覚野で"聞いて"いた!?

　補聴器を使用しても効果がないような重度の難聴の場合，現在では人工内耳治療もありますが，昔から聴覚を代用するコミュニケーション手段として手話があります．手話は手の動きなどの体の表現で相手に視覚的に言語を伝える方法です．生まれながらにして重度の難聴の人は耳からの音による情報は入ってきません．聴覚の代わりに視覚を用います．つまり手話を学ぶわけです．

　われわれは，重度難聴で手話を使っている方にPET装置を用いた脳機能賦活検査をおこないました．意味のない単純な手の動きでは予想通り視覚野が活動しました．ところが視覚的な言語である手話を見せたところ，脳の活動領域は視覚野ではなく聴覚連合野（二次聴覚野）が活動したのです．この聴覚連合野はウェルニッケ野とも呼ばれていて感覚性の言語中枢ともいわれている場所であります．

　さらに，この方が人工内耳を入れた後に再度，脳機能賦活検査をおこなったところ人工内耳からの言葉の刺激では一次聴覚野までは活動するのですが，二次聴覚野の活動は認めませんでした．（一般的には言葉の刺激では図の一次聴覚野と二次聴覚野をあわせた部分が活動する．）

　つまり，手話は視覚的な入力を持つわけですが，聴覚連合野でそれを処理していたということがわかりました．このように，脳はある感覚からの入力がなくなると，その機能を代替するような機能のために，その場所本来の働きを変えるという可塑性を持っております．

（西村　洋）

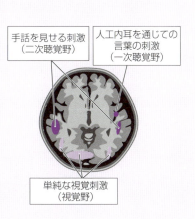

4 平衡障害の予防対策

　高齢者の平衡機能の低下は，内耳や中枢神経の加齢変化に加えて，骨，関節，筋肉，神経の衰えなど，全身の体平衡機能低下が関与する．内耳機能とともに筋力や骨量の維持なども重要となってくるが，ここでは，高齢者の平衡障害予防の観点から栄養・運動指導について述べる．

高齢者の平衡機能の健康維持と予防対策

　高齢者の平衡機能は，前庭小脳を含めた中枢神経の加齢変化に加え，骨，関節，筋肉，神経の衰えなど全身の体平衡機能低下が関係する[1]．そのため高齢者が歩行や立位の平衡機能を維持するためには，内耳機能を鍛える訓練だけでは不十分であることは言うまでもない．症状としては，立つ，歩くなどの動作が困難な運動器症候群（ロコモティブシンドローム）の合併を認める．

　高齢者の平衡障害にはフレイル[2)3)]が併存し，加齢性の筋萎縮は筋力低下と歩行速度の低下を生む．人間は30～60歳の間は年に0.7％骨格筋の量が減少し，60歳以降は年2％減少するとの報告がある[4]．さらに，寝たきりになると，下腿三頭筋は毎日0.5％減少し，2日で1％の筋量が減少することになる．重力に負けない筋力と平衡機能を維持するためには，従来の平衡訓練に加えて，ロコモ体操やフレイル予防の筋力増強と骨量維持，転倒予防の概念を包括したレジスタンス運動[5]を取り入れた平衡機能維持の運動が必要である．

POINT
- 人間は30～60歳の間に骨格筋量は年0.7％，60歳以降は年2％低下する．
- 従来の平衡訓練に加えて，ロコモ体操・フレイル予防の筋力増強と骨量維持など，包括的な平衡機能訓練が重要である．

高齢者の平衡機能と栄養指導

フレイル・サルコペニア[6]を予防，改善するためには運動，栄養，口腔ケアの管理などが必要と言われており，運動が摂取したタンパク質の筋肉合成への利用率を高めるため[7]，とくにタンパク質（必須アミノ酸）摂取の重要性が言われている．

高齢者平衡機能の栄養指導は必要十分なカロリーと多めのタンパク質とビタミンDの摂取が推奨される[8]．タンパク質はその量だけでなく質も大事であり，なかでも必須アミノ酸のロイシンには筋肉の合成を促す作用があるとされる[7]．基本的に1日に肉か魚を2品，卵か豆腐を1品が栄養原則として言われている[9]が，高齢者は歯牙や咀嚼機能低下から摂取困難な状況も認める．よって，食べやすい卵や大豆製品，魚はツナ缶などで，ほぐされて摂取しやすいものがよい．さらに高齢者は骨密度低下[9)10]も加味されるので，転倒骨折の合併症リスクを減らすため，カルシウムを多く含む食品（小魚，牛乳，ヨーグルトなど），ビタミンD（干しシイタケ，鮭，卵など）とビタミンK（ホウレンソウ，ブロッコリー，納豆など）を多く含む食品を摂る必要がある[9]．ビタミンDは骨密度増加以外に筋肉の増強に重要な働きが最近報告され[11]，ふらつき，転倒改善効果への関与も報告されている[12]ので，その重要な働きが平衡覚分野でも注目されている．

高齢者の平衡機能と運動指導

運動はふくらはぎの筋肉である下腿三頭筋など姿勢を保つ抗重力筋の運動が重要とされる[5)9]．当院では，この抗重力筋トレーニングを加味した立位平衡機能運動を施行しており紹介する[10]．注意点としては，①安定した固くて平らなところでおこなうこと，②立位の運動はペアでおこなって転倒を防止することである．独居老人など一人で訓練する場合には壁に手を付いて開眼で

POINT
- 十分なカロリー，タンパク質，ビタミンDの摂取が重要．

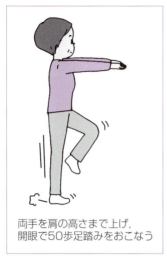
両手を肩の高さまで上げ，開眼で50歩足踏みをおこなう

図❶　50歩足踏み

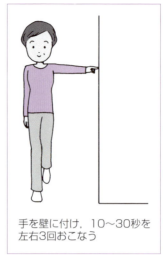
手を壁に付け，10〜30秒を左右3回おこなう

図❷　片足立ち

実施することが大事である．

1. 50歩足踏み

　まずは，立位平衡訓練として「50歩足踏み」[10])から始める（図❶）．両手を肩の高さに挙げて前に伸ばし，開眼で50歩足踏みをおこなう．慣れてきたら大腿を少しでも高く挙上させるように指導していく．1日2回（朝・夕）の実施が望ましい．ほとんどの方が二週間で筋力がついたことを実感する．前期高齢者などで50歩足踏みの訓練が比較的容易にできる時は，開眼100歩足踏み運動をおこなう．

2. 片足立ち

　つぎに大腿を高く挙上する「片足立ち」[10])を実施する（図❷）．必ず転倒予防のために，手や指を壁に付けておこなう．慣れてきたら1回の片足あげ時間を10秒→20秒→30秒まで延ばしておこなう．徐々に秒数を伸ばし，回数は左右3回ずつおこなう．20秒以降になると大腿を高く挙上することが不得意な左右一側が明らかになる．訓練が進んできたら，左右同数おこなうの

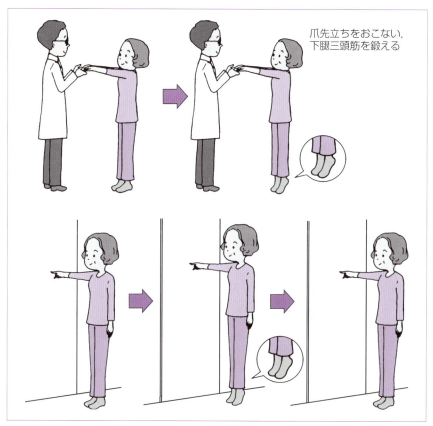

図❸　下腿三頭筋トレ：左右爪先立ち

でなく，不得手な側を多く施行する．

3. 左右爪先立ち

　下腿三頭筋を鍛える左右爪先立ち[10]を実施する（図❸）．代表的なレジスタンス運動である．1秒/回×10回を最低2セット施行することを推奨する．慣れたら3セット施行する．3セット目になると前後に揺れが大きくなり，爪先立ち保持困難となり，自身の下腿三頭筋の筋力低下を自覚する方は要注意である．

　訓練が進んできたら，同様の爪先立ち1秒/回を10回連続して施行し，小

休憩をはさみ3セットを朝,夕2回施行することを推奨している.

指導における留意点やポイント

　実施に際しては,スタッフも高齢者も「寝たきり予防は下半身から」という前向きな言葉を発してから訓練を開始している.また,「年齢だから仕方がない」など後ろ向きな考えや言葉は控える.継続に関しては,徐々に負荷をかける計画プランの実施,高齢者のやる気を引き出すような声がけが重要である.また,連携に関しては,フレイル予防に関心の高い内科医と平衡訓練を施行している耳鼻科医が中心に施行するとともに,ロコモ体操を施行している整形外科医との連携も重要である.加えて,リハビリ科医師と理学療法士の連携も不可欠である.また,管理栄養士からの栄養指導も必須であり,院内教室などで定期的に啓発することが望まれる[9].

（新井 基洋）

POINT
- インターバルをおいて,1日2回(朝夕)訓練することで効率よく結果が出る.
- 訓練導入は無理のない運動プランと転倒しないよう注意しながら施行する.
- 「寝たきり予防は下半身から」という前向きな言葉を発してから訓練を開始する.
- 内科医・耳鼻科医・整形外科医・医療スタッフによる医療チームで連携する.

References

1) 新井基洋:めまいリハビリテーションと漢方薬の選択について.日本耳鼻咽喉科学会会報 **120**:1401-1409,2017
2) Fried LP et al:Frailty in older adults:evidence for a phenotype. *J Gerontol A Biol Sci Med Sci* **56**:M146-M156,2001
3) フレイルに関する日本老年医学会からのステートメント.2014 https://www.jpn-geriat-soc.or.jp/proposal/index.html
4) 大島博:長期臥床と宇宙飛行の骨量減少.JAXA 宇宙医学研究技術グループ資料
5) 島田裕之:運動.葛谷雅文ほか編,栄養・運動で予防するサルコペニア,医歯薬出版,東京,2013,pp.134-139
6) Rosenberg IH:Epidemiologic and methodologic problems in determining nutritional status of older persons. *Am J Clin Nutr* **50**(5 Suppl):1121-1235,1989
7) 岡村浩嗣:市民からアスリートまでの栄養学.八千代出版,東京,2011,pp.7-9,pp.35-41,p.74

8) 田中清ほか編：ロコモティブシンドロームと栄養．建帛社，東京，2012，p.4
9) 国立長寿医療センター：健康長寿教室テキスト．p.15, pp.21-23
   http://www.ncgg.go.jp/cgss/organization/documents/20160630kennkoutyoujutext.pdf
10) 新井基洋：めまいは寝てては治らない 第五版．中外医学社，東京，2016
11) Goisser S et al：Sarcopenc obesity and complex interventions with nutrition and exercise in community-dwelling olde persons-a narrative review. *Clin Interv Aging* **10**：1267-1282, 2015
12) 川崎泉：骨粗しょう症治療における栄養面からの新たなアプローチ ビタミンD摂取と筋肉量．*Clin Calcium* **15**：1517-1521，2005

5 転倒予防とめまい平衡リハ

　高齢者は，1年間に20％前後が転倒を経験し，そのうち5〜10％で何らかの骨折を伴うため，転倒は健康寿命の短縮・ねたきりや要介護状態の要因となる[1]．転倒にはさまざまな加齢に伴う退行性変化が影響する．そのなかの一つに平衡覚機能にかかわる三半規管・卵形嚢・球形嚢の感度の低下，感覚上皮細胞数・前庭一次神経ニューロンの減少があげられる[2]．その変化の影響で反射的な眼球運動や立ち直り反射が減弱し，姿勢不安定性がみられ，頭部回旋時や振り向き動作時などに転倒の危険性が高まる．転倒原因が不明な高齢者の80％に前庭障害が認められており[3]，加齢により平衡覚機能が低下し転倒が起こりやすくなるという関係性が考えられる．加齢に伴う平衡覚機能の低下の対策として，めまい・平衡障害患者に施行されるめまい平衡リハビリテーション（めまい平衡リハ）が有用と考えられており，その実践方法を解説する．

聴平衡覚機能のリハビリテーション・トレーニング

　めまい平衡リハは前庭動眼反射，前庭脊髄反射，眼球運動系を刺激することで平衡覚の反応性を再獲得し，姿勢の安定化および日常生活動作，歩行時の転倒予防を目指す．高齢者は関節可動域の低下，筋力の低下，骨の変形などにより立位姿勢は円背で頸部は伸展位を取りやすい．姿勢の影響で頭部の回旋は起こりづらく，それに加えふらつかないように頭部を固定する傾向にあり，前庭系への入力量がおのずと減少してしまう．そこで，頭部の回旋運動に伴う眼球運動のトレーニングや視覚を遮断した状態での立位バランス練習により，前庭系への刺激量を増やすトレーニングをおこなうことが重要である．そこで，当院で実施している『まほろばめまい平衡リハビリテーション』の具体的な内容を抜粋して以下に示す．

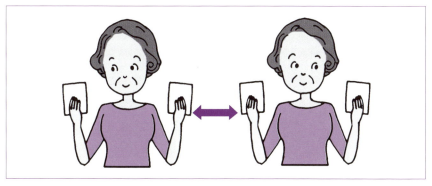

図❶　眼球運動のトレーニング
頭は動かさず視野の最大に左右または上下に広げたカードを左右前後に動かしながら目で追う．

1. 眼球運動のトレーニング（図❶）

　両手にカード（字の書いてあるものがよい）を持って，頭は動かさず視野の最大に左右または上下に広げたカードを目で交互にみる．それに加え，片手で持ったカードを左右前後に動かしながら目で追う．最初は10往復程度から開始し，徐々に回数を増やしていき1〜2分間1日3回程度の実施を推奨する．

2. 頭位変換のトレーニング（図❷）

　片手にカードを持ち，肘を伸ばして顔の正面に置く．カードを見ながら頭部を左右前後に動かす．カードの字が見える最大の速さでおこなう．頸部に痛みがある際には無理をせず，痛みが出現しない範囲で実施する．最初は10往復程度から開始し，徐々に回数を増やしていき1〜2分間1日3回程度の実施を推奨する．

POINT

- 原因不明の転倒をした高齢者は，80%に前庭障害が認められている．
- めまい平衡リハでは，眼球運動や頭位変換により前庭系を刺激する．

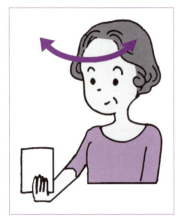

図❷　頭位変換のトレーニング

3. バランスの練習（図❸）

閉脚位で目を閉じての立位保持や前後左右への最大範囲の重心移動を開眼閉眼条件でくり返しておこなう．足の裏の感覚や身体の中心（へその下辺り）の感覚に注意を向けて実施することが重要である．立位保持は3～5分程度，重心移動は各10往復程度の実施を推奨する．

4. 歩行練習

1日6,000～7,000歩を目標に歩行をおこなう．通常の生活とは別に20分程度の歩行を意識して実施し，舗装された道だけでなく不整地や傾斜のある道も避けずに歩行することが重要である．万歩計を使用し，セルフチェックをおこなうことでモチベーションの向上につながる．

【実施する際の注意点】

閉眼での立位バランスの練習は転倒の危険性が高いため，隣に介助者がついて安全確保をおこなうか，バランスが崩れそうになった際には早めに目を開けるように指導しておく．また，眼球運動・頭位変換をおこなう際にはめまいや気分不良を起こすことがあるが，休憩を入れつつ継続しておこなうことが重要である．とくに高齢者は自己の身体機能の改善に対して否定的に考え

多職種の視点　めまい患者の看護

めまい患者の看護では，めまいによる転倒の防止とめまいを誘発する行動の制限が必要となる．具体的には患者の転倒の危険度を評価しベッドサイドの環境を整えること，自身で転倒転落予防行動がとれるように指導すること，急に振り向いたり，急に頭を動かさない，急に立ち上がらないなどの動作制限の指導である．また，患者の遠慮や過信による転倒が発生しており，患者自身が転倒転落のリスクがあることを認識し予防行動へつなげられるようにかかわることが重要である．（看護師・山口敦子）

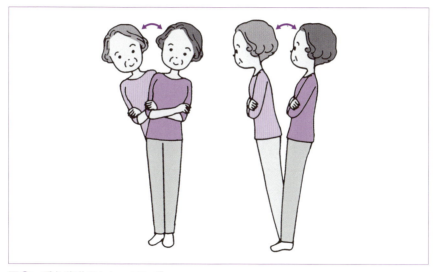

図❸　重心移動のトレーニング
足の裏や身体の中心の感覚を意識する．

る方が多く，運動へのモチベーションの低下・練習実施率の低下が起こりやすい．つねに練習効果を実感してもらうような声掛けをおこない，継続をサポートする必要がある．

聴平衡覚機能と転倒予防・指導

　転倒予防の因子としてリハビリテーションをおこない，身体機能を高めることと同様に重要なものとして環境調整がある．平衡覚機能の低下により高齢者は姿勢制御における視覚への依存度が高まっており，暗い場所では転倒の危険性が高まる．夜間には足下ライトの設置や夕方の外出時の適切な歩行補助具の検討などが重要である．また，とくに振り返りの動作や方向転換時

> **POINT**
> ● 頭位変換のトレーニング時には頸部に痛みが出現していないかを確認する．
> ● 苦手なことは避けずに安全な範囲であれば積極的に実施するように促す．

にバランスを崩しやすいため，生活上で振り返ることが多い場所（台所，居間など）には手すりや家具などの支持物を置き，急に声をかけられ振り返る際に物的支持を使用する癖をつけることも転倒を予防することとなる．

（塩崎 智之）

> **POINT**
> - 高齢者では姿勢制御により，視覚への依存が高く，暗所での転倒リスクが高い．
> - 足下ライトの設置，手すりや家具などの支持物を置くなど，環境調整を考慮する．

References

1) 大高洋平：高齢者の転倒予防の現状と課題. 日本転倒予防学会誌 **1**：11-20, 2015
2) 矢部多加夫：高齢者に多いめまい疾患への対応. *MB ENT* **176**：17-20, 2015
3) Pothula VB *et al*：Falls and vestibular impairment. *Clin Otolaryngol Allied Sci* **29**：179-182, 2004

6 服薬・点耳指導

高齢者では複数の疾患や症状を合併することも多く，薬物の代謝・排泄なども低下する．聴平衡覚障害をきたす薬剤もあり，副作用にも留意が必要となる．ここでは，聴平衡覚障害に関連する薬剤を取り上げ，服薬指導などを含め注意すべきポイントを解説する．

めまいの治療に用いるおもな薬剤

1. 急性期の治療（表❶）

まず，めまいの原因について評価をおこない急性脳血管障害でなければ，急性期のめまいに対する治療は，めまいの軽減，嘔気・嘔吐の軽減，鎮静が基本となる．下記に用いる薬剤を述べる．また，急性期では嘔気・嘔吐のため経口摂取できず脱水となっている場合も多く，補液をおこなう．

1) 炭酸水素ナトリウム

めまい症状を軽減するために，疾患によらず広く用いられる薬剤は7%炭酸水素ナトリウム（メイロン®）の静脈内投与である．その薬理作用は不明な点が多いが，血管拡張作用，内耳の局所アシドーシスの改善，虚血に対する抵抗性の増加などが推定されている．高齢者に用いる場合は，生理機能低下を考慮して投与速度を緩徐にし，減量するなど注意が必要である[1]．

2) 抗ヒスタミン薬

抗ヒスタミン薬は脳幹にある嘔吐中枢に作用し，めまいに伴う悪心嘔吐を特異的に抑制する．眠気を催すため，車の運転などには注意が必要となる．しかし，めまい急性期には安静が必要となるため，むしろ好ましい面もある．また，抗コリン作用があるため，緑内障を有する場合，前立腺肥大など

表❶　めまい急性期に用いるおもな薬剤

抗ヒスタミン薬	ジフェンヒドラミン	トラベルミン®錠　1回1錠　1日3〜4回 トラベルミン®注　1 mL 皮下注 or 筋注
	ジメンヒドリナート	ドラマミン®錠　50 mg 1回1錠　1日3〜4回
	プロメタジン塩酸塩	ピレチア®錠　1回5〜25 mg　1日1〜3回 ヒベルナ®注　5〜50 mg 皮下注 or 筋注
	ヒドロキシジン塩酸塩	アタラックス®錠　1日75〜150 mg を3〜4回に分服 アタラックス®P注　静注1回25〜50 mg　筋注1回50〜100 mg
抗めまい薬	ベタヒスチンメシル酸塩	メリスロン®錠　1日3〜6錠を3回分服
	ジフェニドール塩酸塩	セファドール®錠　1日3〜6錠を3回分服
制吐薬	ドンペリドン	ナウゼリン®（細粒，錠，OD錠，シロップ，坐剤） 内服：1回10 mg　1日3回食前 坐剤：1回60 mg　1日2回
	メトクロプラミド	プリンペラン®（細粒，錠，シロップ，注） 内服：1日10〜30 mg　2〜3回に食前分服 注射：1回10 mg　1日1〜2回筋注または静注

下部尿路に閉塞性疾患がある場合は使用を避けなければならない．

3) 制吐薬

　一般的に制吐薬として用いられているドンペリドン（ナウゼリン®）やメトクロプラミド（プリンペラン®）はドパミン D_2 受容体拮抗薬であり，前庭障害による嘔吐を直接的には抑制しないが，消化管運動を正常化させる作用によって間接的に制吐効果を示す．抗精神病薬との併用で錐体外路症状を起こす恐れがあるため，注意が必要である．

4) 抗めまい薬

　ベタヒスチンメシル酸塩（メリスロン®）は内耳循環改善および前庭神経核の活動性増加によりめまいを抑制すると考えられている．ジフェニドール

表❷ 慢性めまいに用いられる薬剤

SSRI	パロキセチン	パキシル® 10 mg 1 錠から開始
	フルボキサミン	ルボックス®/デプロメール® 50 mg 2 錠から開始
ベンゾジアゼピン系抗不安薬	（短時間型）エチゾラム	デパス®錠（高齢者は1.5 mg まで）
	（長時間型）ジアゼパム	セルシン®錠 1回2〜5 mg 1日2〜4回 1日15 mg 以内
内耳循環改善薬	ATP	アデホスコーワ®顆粒 300 mg 分3
	カリジノゲナーゼ	カルナクリン®3 錠 分3
浸透圧利尿薬	イソソルビド	イソバイド® 90〜120 mL 分3
自律神経作動薬	ミドドリン塩酸塩	メトリジン®錠 1日4 mg 分2
	アメジニウムメチル硫酸塩	リズミック®錠 1日20 mg 分2
	トフィソパム	グランダキシン® 1日150 mg 分3

ATP：アデノシン三リン酸二ナトリウム

塩酸塩（セファドール®）は椎骨動脈血流増加作用があり，また延髄にある嘔吐中枢を直接抑制する作用もあり，前庭系が刺激されることによるめまいおよび嘔吐を抑制する．ただし，ジフェニドール塩酸塩も抗コリン作用があるため，緑内障，前立腺肥大がある場合は投与不可である．

2. 慢性期のめまい治療とおもな薬剤（表❷）

　慢性めまいを訴える場合，不安症やうつを合併している例が多くみられる．SSRI 投与により精神症状のみでなく，めまいの自覚症状も改善することが示されている．SSRI はセロトニン作動性の抗うつ薬で，三環系抗うつ薬より副作用が軽減されている．抗うつ・抗不安両作用を有することから，めまい患者に投与しやすい薬剤といえる．効果発現には2週間程度要すること，副作用として嘔気や腹部膨満感があるため，メトクロプラミド（プリンペラン®）を適宜用いることを説明しておく必要がある．

ベンゾジアゼピン系抗不安薬もめまいに対して一般にはよく使用されるが，高齢者では生理機能の低下から半減期が長くなり，長時間鎮静作用が続いて転倒のリスクが高くなるため，注意が必要である[2]．

　メニエール病の間欠期には，内耳循環改善作用のあるアデノシン三リン酸二ナトリウム（アデホス®）や内リンパ水腫に対して浸透圧利尿薬であるイソソルビド（イソバイド®）を用いる．

　めまいをきたす疾患のなかでも，高齢者では起立性低血圧に注意が必要である．起立性低血圧は加齢により増加することが知られており，75歳以上の在宅高齢者の30％に起立性低血圧がみられるとの報告がある．加齢により交感神経と副交感神経のバランスが交感神経優位となり，そのために起立時の血圧低下幅が大きくなる．また，基礎疾患を有する高齢者が多いため，二次的な自律神経機能低下や薬剤性による起立性低血圧もみられる（**表❸**）．対策として，誘因となる薬剤の中止または減量，循環血液量を増加させるための水分摂取，弾性ストッキング着用，α刺激薬（ミドドリン塩酸塩：メトリジン®）の投与があげられる[3]．

> **POINT**
> - 急性期のめまいに対する治療は，めまい・嘔気・嘔吐の軽減，鎮静が基本となる．
> - 高齢者のめまいでは，起立性低血圧に注意が必要である．

多職種の視点　聴平衡覚障害を伴う高齢者看護の要点

聴覚平衡覚の障害を有する高齢者は，行動力の低下に加え，難聴や認知機能低下により危険回避がむずかしくなっている．転倒を防ぐため，安全保持や精神面への配慮が必要となる．その要点としては，①補聴器を使用している患者には装用を促す，②振り向く際にふらつくことがあるため，患者の視野に入ってから話しかける，③めまいや随伴症状の緩和には，音や光による刺激の少ない環境を整え，リラクゼーションを図る，④歩行時などは手すりを持つように指導する，⑤傍に寄り添うなど安心感を与える関わりをする，⑥転倒リスクが高い場合は，家族付き添いの依頼や離床センサーを使用する，などがあげられる．（看護師・岩村早苗）

表❸ 起立性低血圧の誘因となる薬剤

1. 利尿薬
2. α遮断薬
3. 中枢性α2受容体刺激薬
4. ACE阻害薬
5. 抗うつ薬（三環系抗うつ薬，セロトニン阻害薬）
6. アルコール
7. 節遮断薬
8. 抗精神病薬
9. ジギタリス製剤
10. β遮断薬
11. Ca拮抗薬
12. 鎮けい剤

難聴を引き起こす可能性のある薬剤

1. 抗がん剤（白金製剤）シスプラチン

　高音部中心，左右対称性に感音難聴が生じる．しばしば耳鳴を伴い，非可逆的である．まず血管条，外有毛細胞が障害され，ついで内有毛細胞に障害が及ぶが，最も障害を受けやすいのが蝸牛基底回転の外有毛細胞，すなわち高音を感じる部位である．

2. ループ利尿薬（フロセミド：ラシックス® など）

　経口投与ではまれで静注投与で起こりやすく，大量投与，静注速度，腎不全，アミノ配糖体抗菌薬の併用が危険因子としてあげられている．高音部の聴力低下をきたすことが多く，めまいを伴うこともある．

POINT
- シスプラチンなどの白金製剤，ループ利尿薬では難聴を引き起こすことがある．
- アミノグリコシド系の抗菌薬の投与により，感音難聴をきたすことがある．

3. アミノ配糖体抗菌薬

ストレプトマイシン，ゲンタマイシン，パニマイシン，ハベカシン，イセパマイシンなどの薬剤があげられる．とくにミトコンドリア遺伝子変異（1555 A＞G 変異）を有する人において，アミノグリコシド系で感音難聴をきたすことが知られている．高音部から進行する感音難聴で，両側性，非可逆的である．多くは耳鳴を伴う．おもに障害されるのは外有毛細胞であるが，前庭障害もきたすことがある[4]．

おもな点耳薬と点耳指導

外耳炎，中耳炎に対して，外耳孔から局所に投与する点耳薬としては，①抗菌薬，②ステロイド，③耳垢水がある．抗菌薬は外耳炎や急性中耳炎，慢性中耳炎の急性増悪時に対して処方される．ニューキノロン系抗菌薬としてオフロキサシン（タリビッド®），ロメフロキサシン（ロメフロン®），第3世代セフェム系抗菌薬としてセフメノキシム（ベストロン®），そしてホスホマイシン（ホスミシン S®）がある．ステロイド点耳は，急性炎症により肉芽が生じている場合や好酸球中耳炎などに用いられる（ベタメタゾン：リンデロン®）．耳垢水は耳垢を柔らかくするための点耳薬である．

使用に際しては，冷所保存している点耳薬をそのまま使ってはならない．片耳だけに体温よりも低いまたは高い温度の液体が入ると外側半規管内のリンパ流動が生じ，めまいが起こる．点耳する際は，体温に近い温度にすることが望ましい．点耳するほうの耳を上にして横向きに寝た状態で薬を入れる．耳介を後上方に引っ張ると適切に中に薬を入れることができる．耳漏がある場合は，外耳道入口部を綿棒でぬぐってから薬を入れる．薬を入れた後 5〜10 分おき，その後起き上がって耳の外の流れ出る余分な液体を拭き取る（図①）．

POINT
- 点耳薬は外耳炎や中耳炎などに処方される．
- 点耳する際は，体温に近い温度にしてから使用する．

1. 手を洗う
2. 耳入口部の分泌物を綿棒などで拭う（A）
3. 容器を体温に近い状態に温める（B）
4. 点耳する耳を上にして横向きに寝る
5. 容器の先が耳に触れないようにして耳の中に薬を入れる（C）
6. 5〜10分同じ姿勢でいる
7. 起き上がり，余分な液体を拭き取る

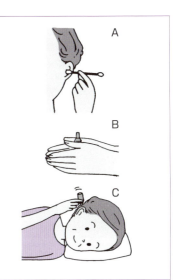

図❶　点耳の手順

服薬アドヒアランスとポリファーマシー

　患者が医療者の指示に従う服薬コンプライアンスよりさらに進んで，薬の有効性や副作用など十分に説明を受けたうえで，患者自身が主体的に服薬をおこなう服薬アドヒアランスという考え方が主流になってきている．高齢者では多剤併用に服薬管理能力の低下も加わることから，服薬アドヒアランスが低下しやすいことが問題点としてあげられる．認知機能障害やうつ状態，独居などがアドヒアランス低下に影響するが，難聴は用法や薬効に対する理解不足につながる．高齢者における服薬アドヒアランスを改善する工夫を表❹にあげる．
　一方，高齢者にみられる多剤併用（ポリファーマシー）は医療経済にもかかわる社会的問題でもあり，5剤以上の併用で転倒リスクが増加するとの報

> **POINT**
> ● 高齢者の難聴は服薬の理解不足につながり，アドヒアランス低下に影響する．
> ● 高齢者にみられる多剤併用では，5剤以上の併用で転倒リスクが増加する．

表❹ 服薬アドヒアランスをよくする工夫

1. 処方薬剤数を減らす
2. 服用法を簡便にする
3. なるべく一元管理する（介護者が管理しやすいように）
4. 一包化する
5. 服薬カレンダーを利用する
6. 医師から病態や処方理由など医学的情報を伝える

告がある[5]．しかしながら，むやみに減らすことは問題であり，病態を考慮して優先順位を決める必要がある．日本老年医学会から出されている「高齢者の安全な薬物療法ガイドライン」では，転倒，起立性低血圧，認知機能低下を引き起こしやすい薬物に対して，慎重投与または中止を検討するよう提唱している．ベンゾジアゼピン系睡眠薬，抗不安薬，ループ利尿薬，三環系抗うつ薬，非選択的α受容体遮断薬，非選択的β受容体遮断薬，H_1受容体拮抗薬，H_2受容体拮抗薬，抗コリン薬などが対象となっている[6]．

（太田 有美，今井 貴夫）

References

1) 肥塚泉：急性期のめまい．*MB ENT* **200**：9-14，2016
2) 田浦晶子：高齢者めまい患者への薬物投与．*MB ENT* **176**：22-27，2015
3) 青木光広：高齢者のめまいと自律神経機能．*MB ENT* **176**：55-60，2015
4) 小川郁：よくわかる聴覚障害．永井書店，大阪，2010，pp.224-228
5) Kojima T *et al*：Polypharmacy as a risk for fall occurrence in geriatric outpatients. *Geriatr Gerontol Int* **12**：425-430, 2012
6) 日本老年医学会編：高齢者の安全な薬物療法ガイドライン 2015．メジカルビュー社，東京，2015

7 補聴器の選び方・使い方

PART 4

　補聴器の装用は，家族や周りの人との交流が増え，日々の生活を豊かにするが，その一方で効果には限界もあり，装用に適した機種の選択や調整などが重要となる．ここでは，補聴器の選び方や使用のポイント，装用指導について解説する．

▍補聴器とは？ 補聴器の選び方

　補聴器は音を大きくして難聴者の聞こえの手助けをする医療機器である．音を大きくするだけでなくさまざまな信号処理がおこなわれる．周波数ごとに音の大きさの増幅量（ゲイン）を調整し，入力される音の大きさにあわせてゲインを変化させることで難聴者が聞き取りやすい音に調整する．雑音抑制機能，指向性などの機能は騒音下での聞き取りの改善に貢献する．技術の発達とともに機能も向上してきているが，高価で高性能な補聴器であってもその効果には限界がある．それぞれの聞こえ，生活環境，予算などを考慮し，装用者に適した機種の選択が必要となる．

　補聴器購入の際には，上述の機能以外に補聴器の外観，装用耳などを決める必要がある．おもな外観には耳かけ型，耳あな型，ポケット型があり，それぞれに長所短所がある．装用耳については聴覚機能，装用環境や操作性に考慮し決定する．医学的な判断が必要であり，装用に際してはまず耳鼻咽喉科医（補聴器相談医*）の診断を受ける必要がある．

> **POINT**
> ● 補聴器は音を大きくするだけでなく，雑音を抑制するなど，聞き取りを改善する．

補聴器相談医…聞こえが不自由に感じる方に対して，耳の状態を診察・検査し難聴を診断，補聴器装用のサポートをおこなう．国内で約4,000名の耳鼻咽喉科専門医が認定されている．

表❶ 平均聴力レベル（良聴耳）とコミュニケーション障害の関係

26〜39 dB	小さな会話のみ聞き取りにくい．静かな場所での女性の4，5名の集まりで声が小さい人の話を正確に理解できない．10名程度の広い部屋の会議で発音が不明瞭な話者の発音を正確に理解できない．最高語音明瞭度は80％以上が多く，必要なときに補聴器の使用が勧められる．
40〜54 dB	普通の会話でしばしば不自由を感じる．大きな声で正面から話してもらえば会話を理解できる．話を正確に理解できないまま相づちをうつことがときどきある．補聴器なしの社会生活では孤立しがちになる．最高語音明瞭度の個人差が大きいが65％程度が多く，補聴器の常用が勧められる．
55〜69 dB	大きい声で話してもらって会話を理解できないことが少なくない．後方でおこなわれている会話に気づかない．耳元ではっきり話される言葉のみ理解できる．最高語音明瞭度は個人差が大きい．コミュニケーションには補聴器使用が必須であるが，その効果は語音明瞭度によって異なる．
70〜89 dB	非常に大きい声か，補聴器使用による会話のみ聴取できる．会話が聴取できても聴覚のみでは理解できないことが少なくない．重要な内容の伝達では，メモの併用などが必要となる．最高語音明瞭度は50％以下が多く，会話理解には補聴器を使用しても注意の集中が必要である．
90 dB 以上	補聴器で会話音を十分大きくしても聴覚のみでは内容を理解できない．読話や筆談の併用が必要になる．最高語音明瞭度は20％以下が多く，聴覚は補助的になる．

（文献1より引用）

補聴器の使い方とその指導

　補聴器の必要性や効果は聴覚機能によって異なる．軽度難聴者（平均聴力レベル40 dB未満）の場合は，対面での会話は補聴器なしでも可能なことが多く，必要に応じて装用する（**表❶**）[1]．中等度以上（平均聴力レベル40 dB以上）の難聴者では対面での会話であっても支障をきたすため，常時装用が勧められる．

　装用することで会話以外にも周囲の騒音が増幅される．このような音は聴力正常者では通常聞こえている音であり，難聴者は難聴のため騒音が少ない

静かな環境に慣れている．このため補聴器をすることでそれまで難聴のため聞こえていなかった音が耳に入ってくる．装用開始当初はそのことに戸惑い，耳障りで補聴器は雑音がうるさいだけとあきらめる難聴者もいるが，これまで聞こえていなかった音が聞こえるようになったというポジティブな印象が持てるようにカウンセリングをおこなう．騒がしい環境などうるさくて苦痛なときは我慢して装用する必要はないが，徐々に音を聞くことに慣れていく必要がある．最初は騒がしい環境で使用するのではなく，比較的静かな環境から使用を開始し，徐々に使用できる場面を増やす，あるいは理想とする利得より抑えた使用可能な調整から開始して，慣れてくると利得を徐々に上げていくなど工夫する．装用者の訴えに従い音を抑える調整をおこなっていくと，利得がほとんどなくなり装用効果が得られない調整になっていることもあり注意が必要である．

雑音問題以外の代表的なトラブルの1つに「ピー，ピー」と不快な音が生じるハウリングがある．ハウリングは補聴器より出力された音がマイクに再入力されることで生じる．ハウリングが生じるときは正しく装着できていないことが多く，まず装着状態をチェックする．補聴器の装用は自分の耳で直接見えないので，高齢者やとくに片麻痺など障害がある例ではむずかしいことも多い．対面で装用者自身に装着させ，きっちりと装着できるかを確認する．装着がむずかしい例では，形状の調整や上下などがわかるように印をつけるなど工夫し，場合によっては外観の変更をおこなう．

多職種の視点　補聴器の装用　フィッティングの重要性

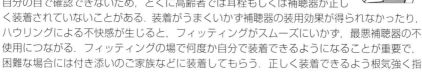

補聴器を初めて装用する場合は，操作に慣れておらず，また装着状態を直接自分の目で確認できないため，とくに高齢者では耳栓もしくは補聴器が正しく装着されていないことがある．装着がうまくいかず補聴器の装用効果が得られなかったり，ハウリングによる不快感が生じると，フィッティングがスムーズにいかず，最悪補聴器の不使用につながる．フィッティングの場で何度か自分で装着できるようになることが重要で，困難な場合には付き添いのご家族などに装着してもらう．正しく装着できるよう根気強く指導する．（言語聴覚士・齋藤　修）

表❷ 難聴者に会話するときのコツ

> 1）話しはじめる前に注意を促す．
> 2）口をはっきり見せて話す．
> 3）ゆっくり，はっきり，区切りながら話す．
> 4）補聴器のマイクに向かって話す．
> 5）理解したか確かめながら話す．
> 6）わかりやすい表現を使う．
> 7）伝わらないときは別の表現に言い換える．
> 8）会話を妨げる音声や雑音が入らない環境を作る．

　操作に関する問題に電池交換がある．補聴器の電池は一般的な電池とは異なる空気電池で，使用開始前にシールをはがす必要がある．また，一旦シールをはがすと使用していなくても徐々に消耗するため，それに気づかず補聴器が故障したと訴える例もある．電池交換が正しくできているか，また聞こえないとの訴えがあった時は，一度電池を新しいものと交換し改善するかを確かめる．聞こえないと訴える他の原因の1つに耳垢がある．補聴器を装着しているとその部分に耳垢がたまりやすくなる．耳垢で外耳が閉塞することや，耳あな型補聴器では出力される部分に耳垢が詰まることで効果が落ちることがある．再診時には外耳道や補聴器の状態も確認する．
　補聴器の装用に慣れてくると聞こえに関する印象も変化してくる．日常生活で長時間装用することで新たな装用に関する問題が生じたり，音に慣れることでゲインを上げることが可能となり，より高い補聴効果が得られるようになることもある．装用開始後は3〜4ヵ月の時点で装用効果を再評価し，必要に応じて再調整をおこなう．

POINT
- 補聴器選びは，機能，外観，装用耳などを考慮し決定する．
- 中等度以上の難聴者（平均聴力40 dB以上）に，補聴器の常時装用を勧める．
- 補聴器の装用は静かな環境下から開始し，使用する場面を徐々に増やしていく．

補聴器装用者の会話の聞き取り

補聴器は音の聞こえを手助けする医療機器であり，言葉の聞き取り，理解などは難聴者の聴覚機能の影響を受ける．とくに重度，高度難聴者では語音明瞭度（ことばを聞き取る力）が低下していることが多く，補聴器を装用することで効果が得られるものの，語音明瞭度の低下を大幅に改善させることはむずかしい．このため補聴器を装用しても会話に支障をきたすことも多い．よって難聴者と会話するときには表❷に示すような工夫が必要である．

医療機関では医療従事者がマスクをした状態で患者さんと話しをしている光景に出くわす．医療機関受診者は高齢者が多く，程度の差はあるが難聴を有していることが多い．語音明瞭度が低下している難聴者では聴覚情報だけでなく視覚情報も頼りにしていることが多い．聞き返しが多い，あるいは理解が不十分なときはマスクを外し，口元の動きが見えるようにし，ゆっくりはっきりと話すと会話が通じることが多い．聞こえてないからと思い大きな声で話しかけても語音明瞭度が悪いと十分に理解できず，聴覚補充現象のため音が割れてかえって内容が理解できなくなるため逆効果である．また，難聴の程度によっては音声のみでのコミュニケーションがむずかしいので，筆談などの併用が必要となってくる．

補聴器だけで対応がむずかしい重度難聴者では別の手段として人工内耳がある．人工内耳はこれまで両耳の平均聴力レベルが90 dB以上の難聴者が対象とされてきたが，その基準が改定され70 dB以上90 dB未満の難聴者でも補聴器装用時の語音明瞭度が悪い例も適応となった．補聴器で装用効果が不十分な例では人工内耳についても検討する．

（西村 忠己）

POINT
- 難聴者は視覚情報も頼りにしており，口元の動きが見えるようマスクなどは外す．
- 人工内耳の適応基準が改定されており，重度難聴者では人工内耳も選択肢の1つ．

References

1) 小寺一興：補聴器フィッティングの考え方．診断と治療社，東京，1999

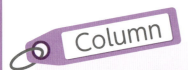

難聴者協会からのメッセージ

　はじめて補聴器をつけたのが小学校6年生の時でした．時計の秒針や雀の鳴き声などが耳に届くようになって，世界がこんなにも音に溢れているものなのかと驚きました．補聴器をつける恥ずかしさや好奇の目に晒される嫌悪感にもまして，それ以上に微かにしか聞こえなかった音が，明瞭に聞き取れるようになったことに感動したものです．

　それ以来，補聴器とは50年近い付き合いになります．難聴のむずかしさは「聞こえにくいこと」を取り上げるだけでは問題解決には至らないということです．難聴は人間関係・コミュニケーションの障害でもあり，人との関わりにつまづき孤立することもしばしばで，聞こえづらさは全人格に影響を及ぼします．コミュニケーションが不自由ながらも補聴器を使い社会参加される軽度・中度難聴者は数多くいますが，「聞こえにくい」悩みは，聞こえの程度に関わらず，みな同様に重く深刻なものです．人との関わりという視点から医療や福祉のみならず心理面からのサポートも必要です．年齢によっては教育面や就労面のサポートも必要となります．人生のそれぞれのステージにおいて，さまざまな分野から総合的に難聴者をサポートする体制作りが求められます．

　現在，難聴者の団体「奈良県中途失聴・難聴者協会」での活動を通じて，一人で悩む方をなくしたいと団体の行事を広く呼びかけたり，一般の方への理解啓発にも力を入れて取り組んでいます．また，「きこえの相談会」では，西村忠己先生（奈良県立医科大学）にご講演いただき，聞こえの仕組みや補聴器・人工内耳について学び合い，情報交換の場を設けています．今後，高齢化がさらに進む社会では，多くの高齢者が難聴という悩みを持つようになろうかと思われます．こうした各地域における支援活動・取り組みに対しても，温かいご理解・ご協力をいただけましたら幸いに思います． 　　　　　　　（出口明子）

PART 5

地域で支える取り組み・連携

1 聴平衡覚機能と地域包括ケア
—医療スタッフの役割と連携—

　地域における医療や介護を総合的に継続的に提供するため，地域包括ケアシステムの構築が議論されている．医師のみならず医療スタッフがどのようにかかわるのか，人材育成も大きな課題であり，ここでは「聴平衡覚」という観点から地域包括ケア，多職種連携を捉えてみたい．

地域包括ケアとは

　わが国では，医療システムや技術の発展に伴って平均寿命が延び，健康寿命（日常生活に支障の出ない期間）と平均寿命との差が大きくなり，健康を損ない日常生活の一部に介助を必要とする高齢者（虚弱高齢者）が増加している．虚弱高齢者は時間の経過とともに認知症を発症しやすく，また75歳を超えると介護保険で定義される要介護（要支援）者となる可能性が高い．

　虚弱高齢者が保健医療サービス・福祉サービスを受けることができるよう，従来の健康保険制度に加え介護保険制度が2000年からわが国で開始された．しかし，要介護者数は2000年の200万人から2015年には600万人と増加し[1]，2025年には，団塊の世代が75歳以上となり高齢者の割合が30％を超え，医療・介護保険への社会保障給付費は2015年時点での50兆円から74兆円となると見込まれている[2]．生産年齢人口が減少するなかで，制度を支える人材や費用の確保の点で現在の社会保険制度の枠内で対応することは将来的には困難である．

　地域包括ケアシステムは，増え続ける虚弱高齢者に限らず，子育て中の親，児童や幼児，障がい者も含むすべての人が住み慣れた地域において尊厳ある生活を継続することを支えるシステムとして議論され導入が進められてきている．地域包括ケアは，広島県御調町（現 尾道市）の公立みつぎ総合病院で退院後の再入院患者が多かったため昭和49年に訪問看護（「医療の出

前」）を始めたことをきっかけに，同院を中心に昭和50年代に実践されて国の施策となった．その後，介護保険制度の予防重視型システムへの転換（2006年），地域包括支援センターの設置，医療介護総合確保推進法の成立（2014年）を経て，現在全国各地に導入されている．その根本的な考え方は，自助や互助に加えて「医療や介護サービスの供給提供体制の統合（統合ケア）」を「地域を基盤としたケア」として実現することにある．地域包括ケアでは，中学校区程度の地域で，中重度要介護者の介護，高齢者の虚弱化や軽度要介護者の重度化の予防，問題を抱える家庭や児童の社会的包摂，多世代共生を目指した住民支援，認知症の予防・対処などにあたる[1]．これらの実現のため，医療・福祉にかかわるさまざまな職種が連携して各地域の対象者にかかわっていくこととなる．

聴平衡覚機能と地域包括ケア

聴覚や平衡覚の障害が高度・重度の場合，他者とのコミュニケーションや外出が困難となり，地域とのかかわりが減少し，ひいては地域での自立した生活に支障をきたす[3]．聴平衡覚の障害への地域包括ケアにおける対応には2つの意味がある．1つは，聴平衡覚障害そのものがケアの対象として予防・対応される必要性，もう1つは他の疾病に聴平衡覚障害が合併した場合，その疾病への対応時に聴平衡覚も同時にケアされる必要性である．

平衡障害のうち脳血管障害による中枢性めまいでは，リハビリテーションが重要で慢性期には医師，看護師，理学療法士，作業療法士の介入が必要となる．めまい発作をくり返す末梢性めまいに対する治療方法としては，薬物療法に加えて心理的な介入や理学療法の重要性が指摘されている．また，平衡障害を有するもののケアでは，平衡障害を勘案した動作の援助も必要となるため，医師，薬剤師，臨床心理士，理学療法士，ケースワーカーなど多職

> **POINT**
> ● 2025年には高齢化率が30％を超え，従来の社会保険制度内での医療・介護の提供はむずかしく，新しいスキームとして地域包括ケアが提案されている．

種での連携が重要となる.

わが国では65歳以上の男性の44％，女性の28％で難聴を生じる[4]．近年の研究では聴覚障害は認知症との相関があると報告されている[5]．認知症の予防・治療が地域包括ケアの対象の1つでもあり，地域包括ケアにおいて特に高齢者では難聴のスクリーニングと治療が重要な位置を占めることになる．また，他疾患のためにケアを受ける際に，難聴によるコミュニケーション障害のためにリハビリテーションや介護などの十分なケアが受けられない可能性があり，やはり難聴に対する介入が必要となる．

難聴スクリーニング（聴力検査や鼓膜所見の確認）は地域の耳鼻咽喉科個人医院がおこない，医師，看護師，言語聴覚士による連携が必要になる．難聴に対しては，補聴器や急性期病院でおこなわれる中耳手術や人工聴覚器（人工内耳，人工中耳，埋め込み型骨導補聴器）埋め込みが考慮される．中耳手術は順調であれば術後簡単な処置のみで済むが，補聴器・人工聴覚器は定期的な機器の調整，ケアが必要となる．補聴器は医師や言語聴覚士が調整をおこなう病院や認定補聴器技能者が調整をおこなう補聴器販売店が各地域に存在するが，僻地では十分な数の病院，販売店はない．また，人工内耳などの人工聴覚器を調整できる病院は日本国内に100程度である．このため，地域によっては補聴器や人工聴覚器による聴覚障害への十分な介入が困難である．近年は，インターネットを用いた補聴器や人工内耳の遠隔調整も可能になってきており，いわゆるInformation and Communication Technology（ICT）

多職種の視点　地域包括ケアにおける言語聴覚士の役割—フレイル対策—

言語聴覚士（ST）は，言語聴覚や認知，摂食嚥下機能に対する評価と機能改善，さらにそれらを豊かに補償する活動の提案やその実施をおこなっている．人とのコミュニケーションが障害されると心身の活動は制限され，フレイルを引き起こす要因の一つとなる．また，摂食嚥下機能の低下は直接栄養状態の悪化に関与し，低栄養を起こす可能性が大きい．STは，これらの問題に対応すべく，介護予防から病院での急性期・回復期，在宅や施設での生活期・終末期にわたり，多職種と連携を図りながら対象者ひとりひとりの生活を支える役割を担っている．

（公立みつぎ総合病院リハビリテーションセンター技師長　言語聴覚士・吉村美佳）

が地域包括ケアにおいて役割を果たすようになればこのような問題も解決できるかもしれないが，地域の医師や言語聴覚士との連携を考慮する必要がある．また，日本では補聴器業者が補聴器を販売して調整もおこなっていることも多く，業者の自宅や介護施設への出張訪問による調整もおこなわれているが，医師，看護師，ソーシャルワーカーからの依頼に基づく訪問は訪問数の1％程度にとどまっている．より有効な補聴器の使用のためには，医師による診断や管理が必要であり，地域包括ケアにおいても医師が積極的に補聴器の適応決定・調整にかかわるべきである．また，聴覚障害は可視化されないため，聴覚障害への介入の重要性を地域包括ケアにかかわる多職種に情報提供し，地域でのケアが可能になる体制を確立することが重要である．

多職種連携と地域包括ケア

地域包括ケアでは多職種による連携が核となる．連携を効果的におこなうためのポイントを以下に示す（図❶）．

①多職種スタッフによる顔合わせ

急性期病院退院時にサービス担当者会議をおこない，院内で治療にかかわった職種すべて（医師，看護師，理学療法士，作業療法士，言語聴覚士，薬剤師，栄養士，ソーシャルワーカーなど）と退院後にかかわる予定のケアマネージャーなどの職種との顔合わせ，退院後の方針の相談をおこなう．

②情報共有のタイミング

退院時の情報共有とともに，地域ケア会議＊にて退院後の状態を多職種で把握する．この際，下記③の地域の生活の理解に基づいた，地域ケア会議か

POINT
- 聴平衡覚障害への介入の重要性を地域の医療スタッフ間で共有しておく．

地域ケア会議…多職種協働（医療機関，介護事業者，行政，民生委員など）で，高齢者に対する支援，ネットワーク強化，地域における課題などを協議する．市町村や地域包括支援センターにて開催される．

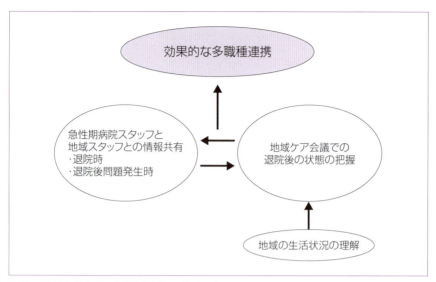

図❶　地域包括ケア　多職種連携のポイント

ら地域への助言が重要である．問題の発生時には急性期病院のスタッフも地域に出向き助言，指導をおこなう．また，地域での困りごとを拾い上げて専門職に情報を提供するシステムも重要である．

③地域の生活をわかること
　地域包括ケアは地域での生活を支えるため，地域での生活を個々の生活も含めて理解し，生活が豊かになるための方策を知る．

（山本 典生）

References

1) 田中滋：地域包括ケアシステムの意義　概念と機能．*Loco Cure* **3**：104-109，2017
2) 厚生労働省：社会保障の将来推計の改定について（平成24年3月）．
   http://www.mhlw.go.jp/seisakunitsuite/bunya/hokabunya/shakaihoshou/dl/shouraisuikei.pdf
3) Chen DS et al：Association of hearing impairment with declines in physical functioning and the risk of disability in older adults. *J Gerontol A Biol Sci Med Sci* **70**：654-661, 2015
4) 内田育恵ほか：全国高齢難聴者数推計と10年後の年齢別難聴発症率　老化に関する長期縦断疫学研究（NILS-LSA）より．日本老年医学会雑誌 **49**：222-227，2012
5) Deal JA et al：Hearing impairment and incident dementia and cognitive decline in older adults：The Health ABC Study. *J Gerontol A Biol Sci Med Sci* **72**：703-709, 2017

2 地域資源の活用

　聴覚や平衡覚は加齢により機能が低下する．聴覚平衡覚の障害は頻度が高いにもかかわらず他者からは見えないため過小評価されやすい．聴覚障害では社会との断絶感を持ちやすく，うつや認知症の重要な危険因子でもある．平衡覚障害は転倒の危険因子である．すなわち，聴覚平衡覚障害はフレイルの多面的な症状に緊密につながっているといえる（図❶）．聴覚平衡覚は医療機器の使用やリハビリテーションである程度補うことができるが，高齢患者では心理的にも金銭的にもこれらの医療資源を活用することに消極的なことが多い．そのため，医療スタッフはこれらの状態を正しく評価し，正確な知識を伝えることが重要である．

介護保険サービスの積極活用

　聴覚平衡覚障害では障害の程度によっていくつかの医療資源を受給することができる．その一つに介護保険によるサービスがある．介護保険の認定を受けるには市区町村の窓口で申請書を提出し，調査員による訪問調査を受ける．主治医は自治体から依頼され意見書を作成する．主治医意見書において聴覚平衡覚障害が関与するのは日常生活自立度（寝たきり度），および生活機能のなかの移動に関する項目である．独力での歩行が困難で自宅に閉じこもり気味の場合が要支援の目安となる．認定された場合は一部負担で介護予防サービスを受けることができる．

　サービスの内容は地域包括支援センターで作成したケアプランに従う．聴覚平衡覚障害に対応したサービスを提供する自治体は限られているが，下肢の筋力増強を主目的とした運動器機能向上プログラムでも平衡覚の代償機構を促進し，転倒予防に役立つ．また，介護予防サービスで他人と接し会話することで，難聴による認知機能の低下や抑うつ傾向の増悪に歯止めをかける

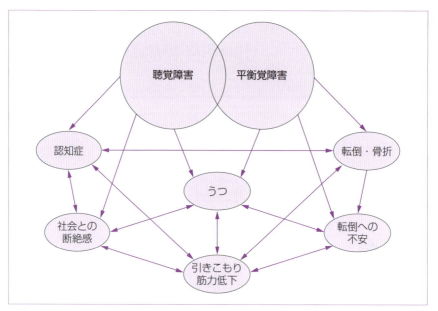

図❶　聴覚平衡覚障害とその他の障害との関連

ことも期待できる．これら以外に，福祉用具貸与なども受けることができる．聴覚障害では補聴器の使用も検討する必要があるが，補聴器の利用に関しては原則的に介護保険の範疇ではない．補聴器装用にあたっては定期的に販売店に通って調整する必要があるが，耳鼻咽喉科からの「補聴器適合に関する診療情報提供書」に従って認定補聴器技能者が在籍している販売店で購入した場合，状況によっては交通費などを負担することで自宅へ訪問調整してくれる店舗もある．また，この診療情報提供書があると補聴器の購入費用が確定申告の際に医療費控除の対象となる．聴覚障害に関しては自治体が個別に医療サービスを提供している場合もあり，問い合わせてみるのがよい．

> **POINT**
> ● 移動や移乗の際に介助を要する場合が，介護保険で要支援認定の目安となる．
> ● 補聴器は「補聴器適合に関する診療情報提供書」に従って認定補聴器技能者が在籍する販売店で購入すると，確定申告の際に医療費控除の対象となる．

意外と知らない障害者手帳のこと

聴覚障害により身体障害認定を受けている人は補聴器購入の際に補助を受けることができる．純音聴力検査で両耳の聴力レベルが 70 dB 以上，もしくは一側耳の聴力レベルが 90 dB 以上，他側耳が 50 dB 以上で 6 級になる．40 cm 以上の距離で発声された会話語を理解しえない場合も 6 級に認定可能であるが，純音聴力検査ができない場合に適応する．両耳の聴力レベルが 80 dB 以上で 4 級，90 dB 以上で 3 級，100 dB 以上で 2 級になる．障害認定後に意見書を提出することで，補聴器購入の際に等級に従って補助を受けることができる．平衡障害でも身体障害認定を受けることができる．「著しい障害」は 5 級となり，末梢迷路性平衡失調はその例としてあげられている．閉眼で直線を歩行中 10 m 以内に転倒または著しくよろめいて歩行を中断せざるをえない状態とされている．「極めて著しい障害」は 3 級に該当し，閉眼にて起立不能，または開眼で直線を歩行中 10 m 以内に転倒もしくは著しくよろめいて歩行を中断せざるをえないものとされている．診断書作成の際にはこれらの状況を明記する．身体障害認定を受けたものは障害者福祉サービスを受けることができる．自治体によっては介護保険でカバーされないサービスを提供している場合がある．

高齢者における聴覚平衡覚障害では検査結果の解釈に注意する必要がある．障害認定を受けていない人が聴覚障害 2 級を申請する場合および平衡機能障害 3 級を申請する場合は他覚的検査が必要であるが，それ以外では必須ではない．そのため正しく聴覚平衡覚障害を評価できているか，通常の検査

多職種の視点　患者さんと話した印象と検査結果が何かおかしい…!?

聴力検査を始める際には「かすかにきこえた場合も合図しましょう」と説明している．しかしながら「はっきりきこえないから音ではない」と言い切られたり，「3 回目がきこえたら押すのでしょ？」など，ご高齢の方は往々にして独自のルールで解釈されることがある．ご理解いただけるように上手に説明すること，やわらく説得すること…何年検査をおこなっていてもむずかしいところである．話した印象と純音聴力検査の結果に乖離がある…そんな時には数字の裏にこのような検査のやりとりがあるかもしれないことをご一考ください．（言語聴覚士・松岡ルミ子）

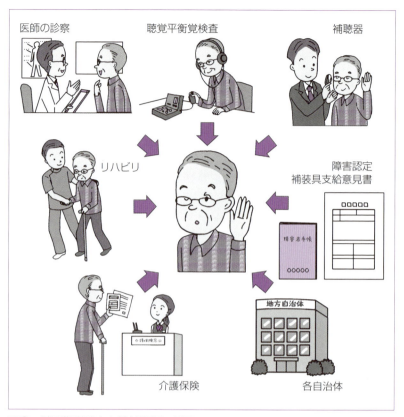

図❷ 聴平衡覚障害と地域資源の活用

や診療から察知することが必要である．これには医師の力だけでは限界があり，看護師や臨床検査技師，言語聴覚士など，診察時以外の患者の状態を観察できる医療スタッフによるところが大きい．医療スタッフ全員が状況を把握し，検査結果が不安定な場合や待合室での行動と乖離がある場合に報告するシステムを作っておく．以上のような地域資源の活用も，医療スタッフ間で情報を共有し，連携することが重要となる（図❷）． （平海 晴一）

> **POINT**
> - 聴覚障害2級，平衡障害3級以外では他覚的検査が必須ではないことから，通常の検査・診療から状態を見極め，申請の適否を判断する．

References

- 厚生労働省：介護認定審査会委員テキスト 2009 改訂版．2016
  http://www.mhlw.go.jp/file/06-Seisakujouhou-12300000-Roukenkyoku/0000116033.pdf
- 日本老年医学会：健康長寿診療ハンドブック．メジカルビュー社，東京，2011

3 在宅医療と聴平衡覚障害

　聴覚・平衡覚機能の障害をもった患者さんは在宅医療の現場においては，思いのほか多いが生命に直結しないことと，救急対応をしなくてもとりあえず生活を維持できるために治療，処置が後回しにされる傾向にある．逆にいうと，そのような障害のあるご高齢の方々に適切な対応がとれれば，その後の信頼関係構築にもつながることから，本稿の内容を医療スタッフ，介護スタッフの方々に参考として頂ければ幸いである．ここでは，聴平衡覚機能の障害の中で，在宅にて遭遇する頻度の高い，難聴，耳垢栓塞，外耳炎，中耳炎，めまい症について概説する．

頻度の高い難聴への対応

　高齢者が中心となる在宅医療において最も多い訴えである．耳垢もなく中耳炎もないのに難聴を訴える場合，多くの症例は，加齢性難聴（感音性難聴）で根本的な治療法はない．加齢性難聴の方は，聞こえないときに，何度も聞き返すことを躊躇されるために，多くの場合，笑顔だけで答えられご自分の意志をしっかりと伝えようとはされない．そのため，孤立して，自分の世界に閉じこもられる傾向にあり，認知症の発症・進行に影響すると考えられる．加齢性難聴は高音域から聞こえが悪くなっていくため，言葉の聴き取りが悪くなり，聞こえていても何を言っているのかわからない状態になっている．とくに電話やテレビの音が，聞き取りにくくなる．このような加齢性難聴への対応としては3つ考えられる．まず，大きな声で，ゆっくりとお話をすることを心がける．大きな声で話すだけでは聞こえても内容を理解してもらえず，ゆっくりとお話しすることが肝要である．ゆっくりとお話すればさほど大きな声を出さなくても理解して頂ける．それでも聞き取りが悪いようであれば，つぎに，補聴器を検討するのもよい．また，補聴器になかなか慣れる

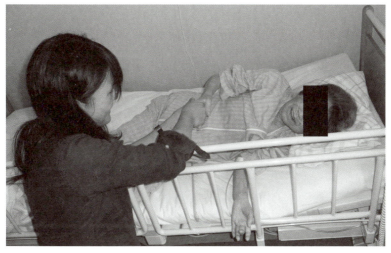

図❶　お話をよく聞き，ゆっくりと話す
大きな声で話すだけでは聞こえても内容を理解してもらえない．
ゆっくりと話す心のゆとりが必要である．

ことができない，もしくは補聴器を使用しても聞き取りができないという高齢者には筆談でお話しするのが最適である．少々時間はかかるが，高度難聴の方々に筆談でコミュニケーションをとるととても喜ばれる．

難聴の原因ともなる耳垢栓塞

　長い年月をかけて耳垢が次第にたまり，外耳道を塞ぐことにより生じる．時に難聴として発症することがあり，加齢性難聴との鑑別が必要だが，耳鏡による検査で容易に診断できる．最近は，ライト付き耳鏡（図❷）があるために耳鼻咽喉科医でなくとも外耳道，鼓膜を見ることができ，耳垢栓塞，中耳炎，外耳炎は診断しやすくなってきた．ライト付き耳鏡は，耳内に入れる

> **POINT**
> - 高齢者は若い人の速いテンポの会話が聞こえても内容を理解できない．
> - 大きな声で話すだけでなく，ゆっくりと話す心のゆとりが必要である（図❶）．
> - 高齢者が笑顔だけで返事をしているときは，聞こえていないことが多い．

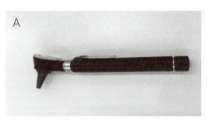
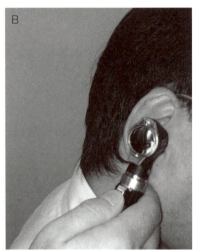
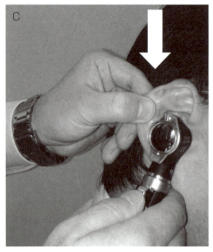

図❷　耳鏡の使い方
A：ライト付き耳鏡，B：よくない使用方法，C：よい使用方法（耳介を後上方へ引く）

だけでは鼓膜の状態は見えにくいので耳介を後上方へ引きながら検査するのがコツである[1]．こうすることで生理的な外耳道の屈曲がなくなり鼓膜まで見えやすくなる．耳垢栓塞の場合，耳用鑷子にて容易に除去できるようであれば，耳垢除去を試みるのもよいが，耳垢をすべて除去しようとしないほうがよい．無理すると外耳炎を発症することがある．除去しにくいと判断した場合には，耳内を傷つける前に耳鼻咽喉科医へ紹介したほうがよい．

POINT
- 耳垢栓塞でも難聴を併発するが，この場合，耳垢除去すると難聴は治癒する．
- ライト付き耳鏡をうまく使うコツは，耳介を後上方へ引きながら検査する．

耳そうじに注意！ 外耳炎

外耳炎はライト付き耳鏡により外耳道の発赤を確認することで診断できる．外耳炎の原因は，ご本人もしくは介護者による耳そうじによることが多く，症状は，痒み，疼痛，出血である．疼痛があれば，抗生剤，鎮痛解熱剤の内服もしくは，ステロイド軟膏の塗布をおこなう．痒みの際にはステロイド軟膏の塗布による処置をおこなうが，痒みをとるために頻回に綿棒，耳かきを使用して外耳道を刺激すると，難治性外耳炎に発展することがあるので，外耳道はあまり触らないほうがよい．

処置を要する中耳炎

中耳炎には，急性中耳炎，慢性中耳炎，真珠腫性中耳炎，滲出性中耳炎があるが，在宅医療で遭遇することが多いのは，慢性中耳炎と滲出性中耳炎である．慢性中耳炎は難聴とともに耳漏が主症状で，耳漏に対しては細菌検査をおこなった後，抗生剤の内服薬または点耳液を使用し，鼓室洗浄など耳処置をおこなうこともある．長年，耳漏を患っておられる方からは緑膿菌やメチシリン耐性黄色ブドウ球菌（MRSA）が検出されることもあるため，介護者，同居者は注意が必要である．滲出性中耳炎は耳管機能が十分発達していない子供の病気であるが，耳管機能が上咽頭腫瘍などの影響で障害されている場合にも発症することがあるので，高齢者の滲出性中耳炎には注意が必要である．また，気管切開術後に人工呼吸器管理をおこなっている神経疾患などでも発症しやすいことも知っておくとよいだろう．滲出性中耳炎は疼痛がなく，難聴，耳閉感で発症する場合が多い．本症の可能性がある場合には鼻腔ファイバースコープにて上咽頭部の観察が必要である（図❸）．治療としては，抗生剤，抗ヒスタミン剤の内服あるいは耳管通気療法であるが，改善が

POINT
- 外耳炎の原因は，ご本人もしくは介護者による耳そうじが多い．
- 綿棒，耳かきを頻回に使用すると難治性外耳炎に発展することがある．

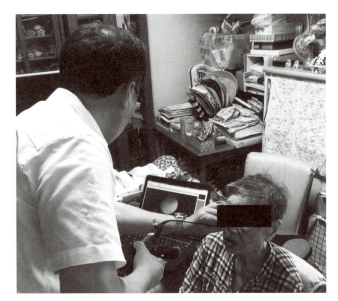

図❸　内視鏡による上咽頭の精査
高齢者の滲出性中耳炎を疑う場合などには上咽頭を精査する．

なければ鼓膜切開により中耳腔内から排液をおこなう．再三の鼓膜切開により改善しない場合には中耳腔の換気のためのチューブを鼓膜に留置する．

POINT

- 耳漏からは緑膿菌や MRSA が検出されることもあるので注意．
- 高齢者の滲出性中耳炎は，上咽頭腫瘍が原因となることがある．

多職種の視点　施設入居者がめまいを訴えたら

施設入居者がめまいを生じることが時にある．上を見上げたとき，床の物を取ろうとしたとき，頭を動かしたときなど，体位変換をした際に生じる回転性のめまいがほとんどである．初回発症時にはご本人はとても驚いて，生命の危機を感じておられることもあり，まずは「しばらくするとおさまり，生命に影響はない」ことを説明する．その後，仰臥位にて安静にしていると次第に軽快する．安心して頂くために生理食塩水，または炭酸水素ナトリウム（メイロン®）を点滴することもある．2回目以降は内服薬の処方のみで落ち着かれることが多い．（医師・丸山純子）

在宅で多い末梢性のめまい

めまい症例に出会った際には，まず，手足の麻痺，構音障害，脳神経障害の有無を確認し中枢性か末梢性かを判断する．眼球振盪（眼振）は，眼球が固定せずに，フラフラ動いている状態をいうが，眼振に関する詳細な検査・診断が必要な際には耳鼻咽喉科専門医に任せるとして，在宅医療ではその有無を確認するだけでよい．在宅では末梢性めまいに遭遇する頻度が高い．末梢性めまいは頭の向きによってめまい症状が変化するのが特徴である．手足の麻痺，構音障害，脳神経障害は伴わず，めまい症状のみのことが多く良性発作性頭位めまい症もしくは前庭神経炎である．時に耳鳴，難聴を伴うとメニエール病の可能性があるために耳鼻咽喉科での精査が必要となる．また，中枢性のめまいではないということがわかれば，慌てずにゆっくりと対応してよい．末梢性めまいの場合，いずれの場合も，安静にしていれば次第に落ち着いてくる．吐き気を訴える場合にはメトクロプラミド（プリンペラン®）の静脈注射，点滴などが必要な場合もあるが，めまいの訴えだけであれば，危険なめまいではないことを説明し，転倒などによる後遺症のほうが心配なので動かずに安静に過ごすことを指導し，必要があれば抗めまい剤〔ジフェニドール（セファドール®），ベタヒスチンメシル酸塩（メリスロン®）など〕を処方する．

在宅医療と看取り

在宅医療の現場では看取りまで視野に入れて対応することが多いために，機能低下が少しずつ進むことを，われわれは『生き方（逝き方）の図（図❹）』[2]を用いて説明することが多い．高齢者における機能低下は生理的な正常変化である．本稿では聴覚・平衡覚機能が低下していく高齢者の対応に

POINT
- めまいを見たら，中枢性のめまいか末梢性のめまいか判別する．
- 末梢性めまいは安静にしていると次第におさまる．

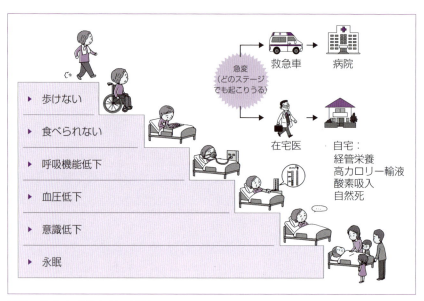

図❹ 生き方(逝き方)の図

(文献2より改変引用)

ついて説明した．人生の最終章ともなると，運動機能，視覚とともに聴覚・平衡覚機能が低下していくのは致し方ない．ご本人にはどうしようもないことなので，周りの医療従事者，介護者がそのことに配慮しつつご本人の尊厳を傷つけないように対応することが最も大切と考える．

(田村　学)

> **POINT**
> - 在宅医療の現場では，看取りまでのプロセスを説明することも必要．
> - 高齢者においては全身機能が少しずつ低下することは，生理的な正常な変化であることをお伝えする．

References

1) 久保武ほか：耳鼻咽喉科学第2版．金芳堂，京都，2004，p.5
2) Tamura M：MITORI End-of-Life Home Healthcare in Japan. MAS Brain, Osaka, 2017, p.32

付録　知っておきたいフレイル・ロコモ・サルコペニアの概念

　フレイル・ロコモティブシンドローム（ロコモ）・サルコペニアは，超高齢社会を迎えたわが国において，要介護状態に至る最も重要な因子・病態として位置づけられる．詳しくは本シリーズ①の「フレイルとロコモの基本戦略」を参照されたいが，ここではその概念を簡単にまとめる．

フレイルの基本知識

　高齢化の進行とともに介護を必要とする高齢者が急増している．健常な状態から要介護状態への移行は脳卒中による場合などが代表的であるが，わが国では人口の高齢化により疾病構造が変化し，近年はフレイルやロコモに関連した事象により要介護に至るケースが増えている．

　フレイルとは高齢期に心身の機能が低下し要介護に移行しやすい状態，すなわち要介護の前段階にあたる概念である（図❶）[1]．①身体的な衰え，②精神・心理的な衰え，③社会性（社会参加）の衰えの3要因からなり，これらが相互に影響し合い，負のアウトカムを形成する（図❷）．重要なポイントとして，このフレイルの段階でしかるべき対応をおこなえば健常な状態への改善が見込める「可逆性」を有する点である．フレイルの用語は英語のfrailtyに由来する．これまで「虚弱」などの訳が用いられてきたが，不可逆性のイメージがあり可逆性であることを強調するために，また国民への普及・啓発の観点からも名称の変更が検討され，2014年に日本老年医学会より「フレイル」を用いることが提唱された．

　現在，世界的に最も使用されているフレイルの指標はFriedの診断基準（CHS基準）であり，①体重減少，②歩行速度の低下，③筋力低下，④疲労感，⑤活動量の低下の5項目からなり，該当項目3つ以上でフレイル，1〜2つでプレフレイルとされている．

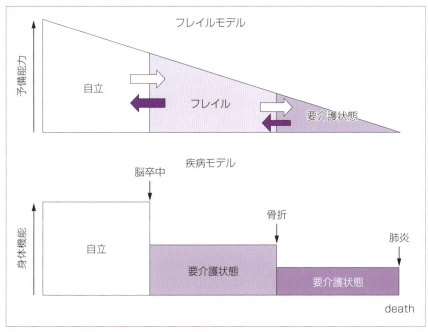

図❶ 要介護に至るフレイルモデルと疾病モデル

（文献1より作成）

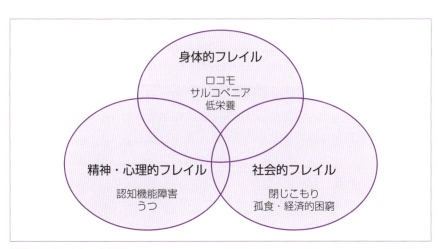

図❷ フレイルの多面性
フレイルは，身体的，精神・心理的，社会的要因からなる．適切な介入・支援により，生活機能の維持向上が可能．

ロコモ・サルコペニアの基本知識

　ロコモは「運動器の障害によって，移動機能が低下した状態」と定義され，2007年に日本整形外科学会から提唱された．筋肉や骨，関節などの運動器に何らかの障害が起こり，「立つ」「歩く」といった運動器の機能が低下した状態を指す．進行すると自立した生活が損なわれ，要介護リスクが高まる．ロコモは，身体的フレイルと類似する概念と言えるが，移動機能を主要アウトカムとして扱い，関節や脊椎の障害などが強調されている．ロコモの原因は，サルコペニア（筋力の低下），バランス能力の低下（平衡機能の低下）などの加齢に伴う運動器の機能不全に加えて，高齢者に多くみられる運動器の疾患（骨粗鬆症，変形性脊椎症，変形性関節症）などがあげられる（図❸)[2]．

　サルコペニアは，ギリシア語のサルコ（sarx，筋肉）とペニア（penia，減少）を組み合わせた造語である．「高齢期にみられる骨格筋量の低下と筋力もしくは身体機能（歩行速度など）の低下」と定義され，筋量や筋力が低下することでバランスを崩し転倒・骨折を招来する．サルコペニアはフレイルやロコモの重要な構成要因である．低栄養，筋力低下，活動量低下，易疲労感，体重低下といった一連の負のスパイラルが形成される「フレイルサイクル」のなかで，サルコペニアはその中核をなす（図❹)[3]．また，運動器の機能不全にもサルコペニアは関与しロコモの原因疾患の1つにあげられる．

　フレイル・ロコモ・サルコペニアの概念は一部オーバーラップがみられるが，高齢期の身体機能や生活機能低下の予防を目的としている．今後，種々の臓器あるいは疾患とのかかわりについても認識を深める必要があり，医師のみならず多職種で連携を取り合うことが重要となる．

References

1) 葛谷雅文：超高齢社会におけるサルコペニアとフレイル．日本内科学会雑誌 **104**：2602-2607, 2015
2) Nakamura K：The concept and treatment of locomotive syndrome：its acceptance and spread in Japan. *J Orthop Sci* **16**：489-491, 2011
3) Xue QL *et al*：Initial manifestations of frailty criteria and the development of frailty phenotype in the Women's Health and Aging Study Ⅱ. *J Gerontrol A Biol Sci* **63**：984-990, 2008

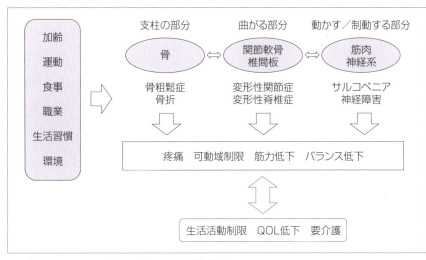

図❸ ロコモティブシンドロームの構成要素

(文献2より改変引用)

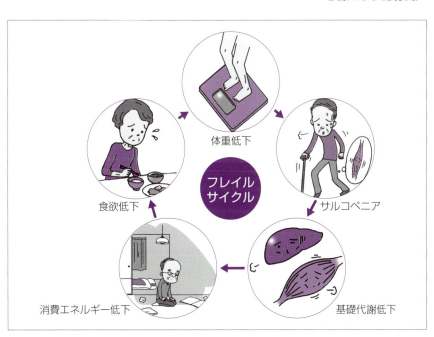

図❹ フレイルサイクル
サルコペニアはフレイル・ロコモの重要な構成要素である．サルコペニアとそれに伴う筋力低下，活力低下，低栄養，活動度低下など互いに悪循環・連鎖を形成し，要介護状態への進行につながる．

(文献3より改変引用)

索引

欧文

ADL　16, 19, 30, 32, 33, 47
MMSE　65
QOL　16, 54
Schuknechtの分類　5, 6, 25

和文

あ

うつ　13, 17, 24, 47, 50, 52, 64, 70, 74, 97, 101, 115
運動　10, 14, 22, 26, 59, 65, 77, 79, 82, 85
　——療法　66
栄養　14, 57, 64, 65, 66, 81, 85, 112
　——療法　66
エプリー法　57
音響療法　50, 51, 52

か

介護保険　110, 115, 117
外耳炎　100, 121, 123
カウンセリング　47, 50, 105
加齢性難聴　5, 6, 24, 28, 30, 44, 46, 71, 80, 82, 120, 121
感音難聴　12, 25, 44, 46, 80, 99, 100
眼振　19, 35, 37, 57, 125
喫煙　6, 10, 18, 25, 28, 32, 57, 59, 77, 80
起立性低血圧　76, 98, 102
健康寿命　21, 59, 66, 110
高血圧　18, 25, 32, 80

語音明瞭度　6, 35, 53, 104, 107
コミュニケーション　13, 16, 17, 24, 28, 29, 47, 48, 62, 64, 65, 70, 104, 107, 111, 112, 121

さ

在宅医療　120, 123, 125
サルコペニア　15, 28, 30, 64, 65, 66, 85
視覚　7, 10, 13, 19, 26, 29, 30, 37, 56, 70, 90, 93, 107, 126
耳鏡　121, 123
耳垢栓塞　13, 44, 46, 62, 64, 121
姿勢　19, 21, 26, 85, 90, 93
耳石器　3, 7, 8, 10, 13, 38, 54, 55, 56
耳鳴　5, 24, 35, 45, 46, 50, 53, 74, 99, 125
純音聴力　25, 34, 46, 51, 117
障害者手帳　117
自律神経　14, 21, 37, 54, 76, 98
耳漏　30, 100, 123
人工内耳　30, 35, 107, 112
睡眠　57, 74, 76, 79, 81
　——障害　50, 79
生活習慣　9, 59
　——病　81
前庭機能　19, 30, 32, 33, 38
前庭代償　13, 55, 74
騒音性難聴　5, 25
騒音曝露　25, 28, 80, 81

た

体性感覚　7, 10, 11, 13, 19, 30, 56, 59

タンパク質　85
地域ケア会議　113
地域包括ケア　110, 111, 112, 113
地域包括支援センター　111, 113, 115
中耳炎　6, 44, 46, 100, 120, 121, 123
聴力検査　25, 34, 35, 36, 46, 51, 81, 112, 117
聴力レベル　12, 34, 44, 104, 107, 117
低栄養　28, 65, 112
伝音難聴　44, 46
点耳薬　100
転倒　20, 25, 30, 31, 32, 37, 55, 57, 59, 65, 66, 76, 84, 85, 90, 98, 101, 115, 117, 125
　――予防　65, 66, 84, 90, 93, 115
糖尿病　18, 25, 26, 30, 32, 80
動脈硬化　10, 28, 57, 59, 80

な

認知機能　13, 17, 30, 33, 46, 47, 62, 64, 65, 70, 71, 74, 75, 98, 101, 115
認知症　13, 17, 18, 24, 28, 29, 30, 56, 59, 62, 65, 82, 110, 112, 116, 120

は

パーキンソン病　14
半規管　3, 7, 8, 10, 38, 54, 56, 58, 76, 100
ビタミンD　10, 56, 57, 59, 85
筆談　47, 104, 107, 121
ふらつき　22, 25, 30, 32, 48, 72, 76, 85
フレイル　14, 17, 21, 22, 28, 30, 32, 33, 36, 47, 48, 52, 56, 59, 63, 64, 65, 66, 84, 85, 88, 112
フレンツェル眼鏡　37, 38
平衡機能障害　13, 14, 19, 21, 117

弁別能　44, 71
歩行　13, 19, 21, 26, 32, 37, 39, 66, 76, 84, 90, 92, 93, 98, 115, 117
　――速度　19, 66, 84, 128
　――補助杖　13
補聴器　12, 17, 24, 28, 30, 35, 36, 44, 46, 51, 52, 75, 98, 103, 104, 105, 107, 112, 116, 117, 120
　――技能者　13, 112, 116
　――相談医　103
ポリファーマシー　101

ま

末梢迷路性平衡失調　117
まほろば式　57, 90
看取り　125
メニエール病　13, 26, 40, 47, 54, 98, 125
めまい　8, 11, 13, 15, 22, 25, 39, 45, 54, 56, 58, 74, 76, 90, 92, 95, 97, 99, 100, 111, 124, 125
　――防止枕指導　56, 58
もしもしフォン　73

や

有毛細胞　2, 3, 5, 7, 8, 9, 12, 28, 35, 54, 99, 100
ユマニチュード　70, 71

ら

リハビリテーション　11, 32, 36, 56, 90, 93, 111
良性発作性頭位めまい症（BPPV）　26, 39, 54, 56, 76, 125
レジスタンス運動　84, 87
レンパート法　57
ロコモティブシンドローム　15, 66, 84

133

フレイル対策シリーズ ②
聴平衡覚と健康長寿・フレイル対策

2019年2月28日　第1版第1刷発行ⓒ　　　　定価（本体1,800円＋税）

監修者●葛谷　雅文
　　　　楽木　宏実
編集者●北原　糺
発行者●鯨岡　哲

発行所　株式会社　先端医学社
〒103-0007　東京都中央区日本橋浜町2-17-8
浜町平和ビル
電　話（03）3667-5656（代）
ＦＡＸ（03）3667-5657
http://www.sentan.com
E-mail：book＠sentan.com
振　替　00190-0-703930
印刷・製本/三報社印刷株式会社

乱丁・落丁の場合はお取替いたします．　　　　　　　　　　Printed in Japan

・本書に掲載する著作物の複製権・翻訳権・上映権・譲渡権・公衆送信権
　（送信可能化権も含む）は，株式会社先端医学社が保有します．
・JCOPY ＜(社)出版者著作権管理機構委託出版物＞
　本書の無断複写は著作権法上での例外を除き禁じられています．複写される
　場合は，そのつど事前に，(社)出版者著作権管理機構（電話 03-5244-5088，
　FAX 03-5244-5089, e-mail: info@jcopy.or.jp）の許諾を得てください．

ISBN978-4-86550-391-3　　C3047　　¥1800E